U0038243

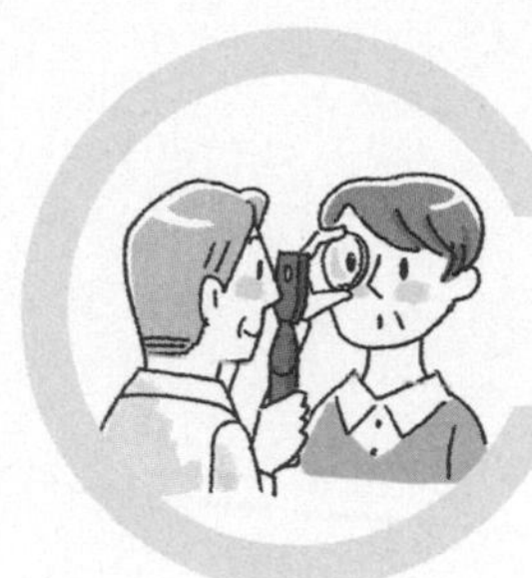

保護靈魂之窗不能等！

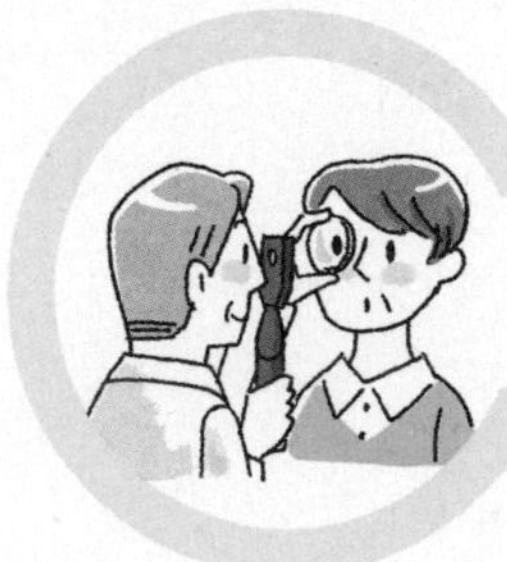

保護靈魂之窗不能等！

一看就懂全圖解！

護眼保健&眼疾預防完全手冊

大鹿哲郎◎監修　植木美江・千田和幸◎插畫

日常護眼自我檢視&診療建議

保護靈魂之窗不能等！

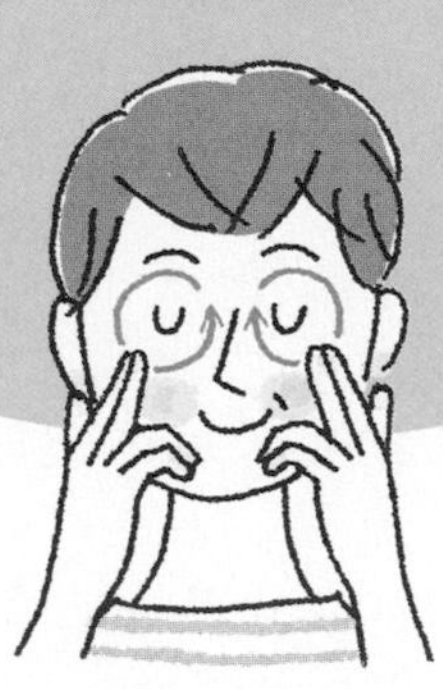

前言

看、聽、摸、嘗、聞——我們運用自己的五種感官獲取外界資訊。其中在日常生活中最重要的獲取資訊方法就是「看」了吧！透過視覺所得到的資訊量，據稱高達整體八成。

視覺的重要性年年增加。溝通的方式有很多種，除了聽和說之外，閱讀電郵、打字等這些要透過「眼睛」來執行的方法越來越常被採用。但相對的，這反而增加了眼睛的負擔。

任何一種工具只要經年累月地使用，很容易就會產生某種程度的損傷或故障，就連讓我們看到世間萬物的眼睛也不例外。隨著年齡增長，白內障、青光眼、老年性黃斑部病變等堪稱成人眼疾的狀況變得更容易發生，也是再自然不過的事。

問題出在於眼睛疾病不會立刻發作，所以我們必須要先確實掌握自己當下的眼睛狀態。為此，一旦眼睛發生了什麼狀況都一定要去眼科做檢查。即便是容易讓人自覺步入中年的老花眼、眼睛疲勞、乾眼症等在日常生活中讓人感到不適的症狀，選擇就醫都會是不錯的改善契機。

就算知道自己有眼疾，也請不要沮喪難過。反而應該要慶幸自己在現階段就先找到病因。只要好好保養，任何工具都能長久維持在良好狀態下，因此只要有確實處理，大多數的人在生命告終之前都不會喪失「視覺」，即使視覺能力下降也有彌補方法。

若本書能保護您的「視覺」，讓您能夠繼續維持舒適生活，對我來說就是最開心的事了。

筑波大學醫學醫療研究所眼科教授
大鹿 哲郎

一看就懂全圖解！護眼保健&眼疾預防完全手冊

日常護眼自我檢視&診療建議，保護靈魂之窗不能等！

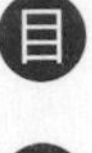
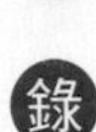

目錄

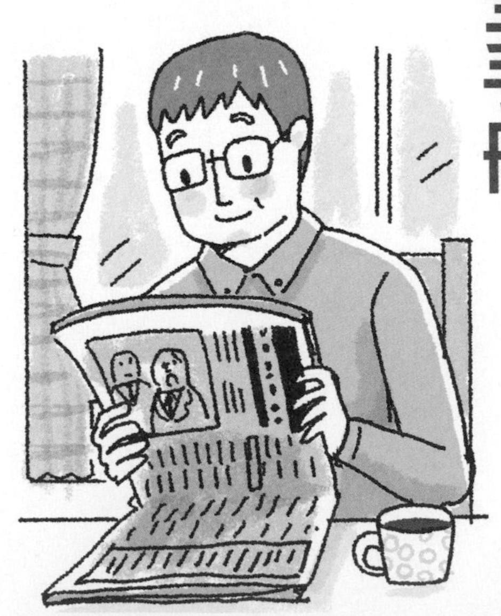

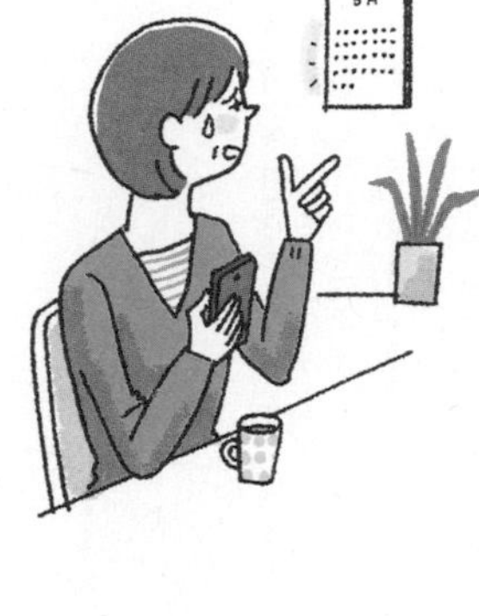

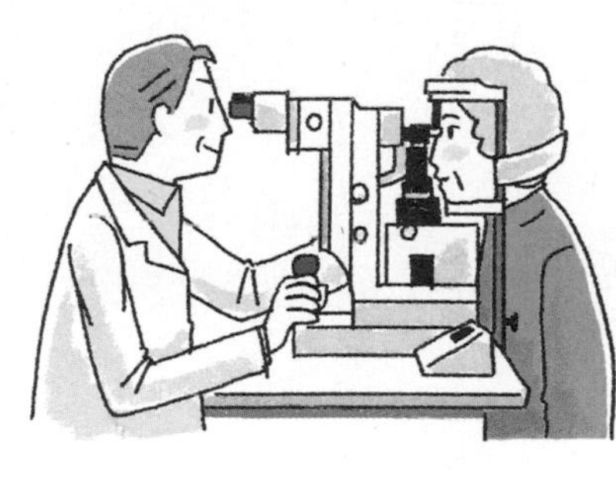

3 治療好白內障就放寬心生活吧 …… 43

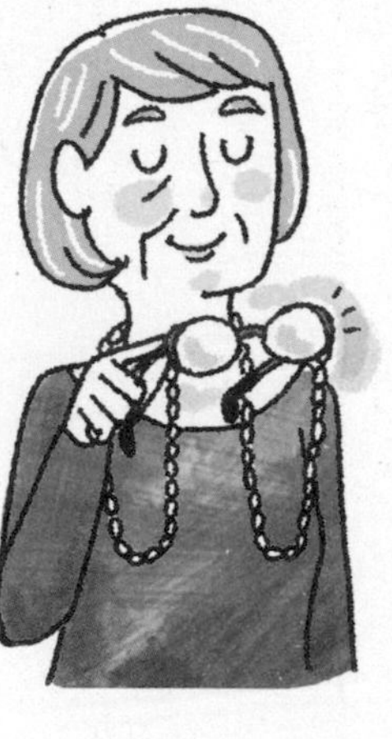

4 驟增的老年性黃斑部病變和視網膜病變 …… 57

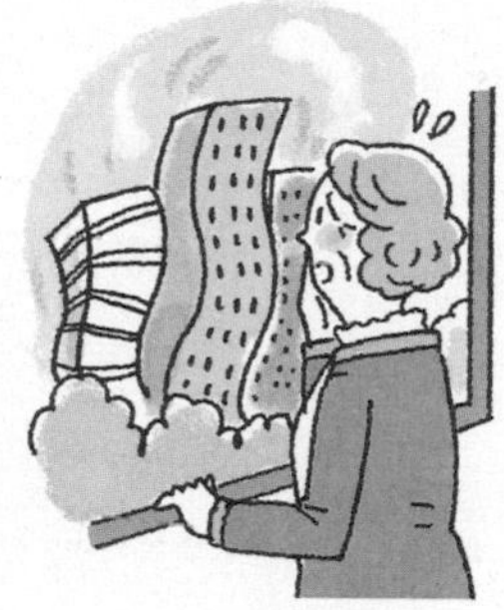

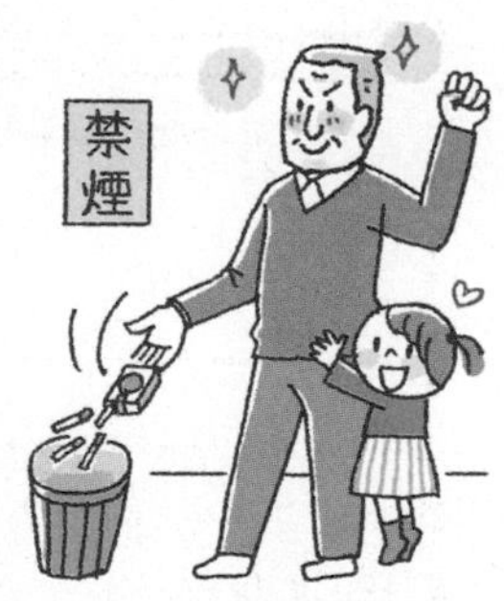

5 減少諸多眼睛困擾的日常小訣竅

要儘早察覺！眼睛疾病

自行檢查①

在意的症狀，搞不好是眼睛異常的信號!?

狀況好的時候，不特別留意就會一直不自覺地使用「眼睛」。
在意的症狀不能放著不管，一定要採取恰當的處理方法。

被認為是不適症狀的原因

您是否在不知不覺間過度使用眼睛呢？很多時候用眼的方法不對，就會變成不適症狀的原因喔！

□眼睛裡會痛
⇒ 大多是用眼過度造成的疲勞症狀（→14頁）

□有異物感／眼睛表面有痛感
⇒ 眼球乾燥（乾眼症）容易引起疼痛症狀（→14頁）

□眼睛睜不太開
⇒ 大多是用眼過度導致眼睛疲勞的症狀（→14頁）

□眼睛乾澀
⇒ 也就是乾眼症（→14頁）

□與情緒無關就是容易流眼淚
⇒ 乾眼症的人也會容易流眼淚（→14頁）

□眼屎增加
⇒ 結膜炎的症狀之一（→82頁）

□眼睛搔癢
⇒ 好發於感染性或過敏性結膜炎（→82頁）

□眼白部分充血，或布滿血絲
⇒ 眼睛疲勞時容易發生的症狀，但若伴隨著痛楚、頭痛或嘔吐等其他症狀，有可能是急性青光眼發作（→35頁）

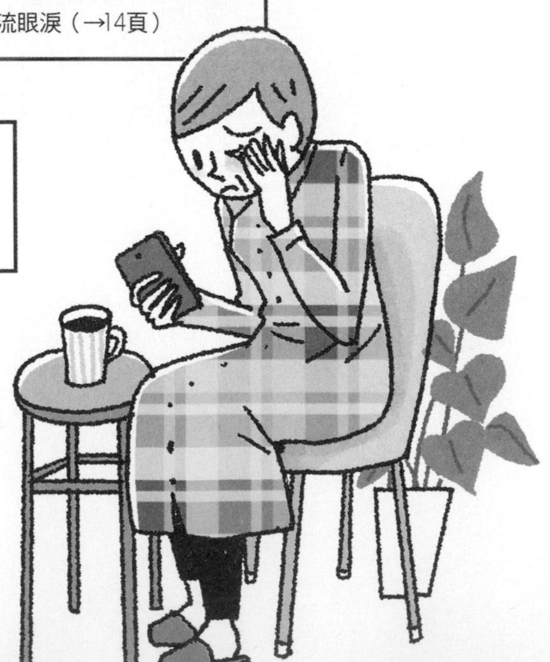

導致視覺異常
可能的原因

若視覺發生異常狀況，有可能是眼睛本身出現了某些異變。最好提早檢查眼睛有無發生病變。

□眼睛突然看不見

⇒ 有可能是視網膜病變（→4章）引發的，但也可能是腦部疾病所產生的症狀，要儘早就醫。

□覺得非常眩光刺目

⇒ 白內障初期容易發生的症狀（→3章）

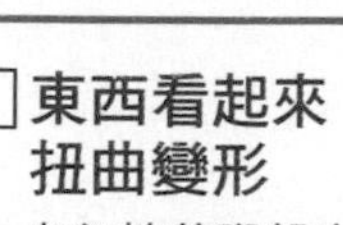

□東西看起來扭曲變形

⇒ 老年性黃斑部病變等，位在眼睛深處的黃斑部有異狀時容易出現的症狀（→4章）

□看東西難以對焦

⇒ 老花眼的典型症狀（→16頁）

□在黑暗的地方看得見光

⇒ 視網膜有孔隙的時候容易發生的症狀（→75頁）

□看不清楚／視力下降

⇒ 即使調整眼鏡和隱形眼鏡度數也沒恢復視力，就要懷疑是眼睛出問題了（→23頁）

□看東西朦朧不清

⇒ 白內障容易發生的症狀（→3章）

□不時瞥見像是小蟲的東西

⇒ 大多是生理上發生的症狀，不過視網膜剝離時也會產生（→75頁）

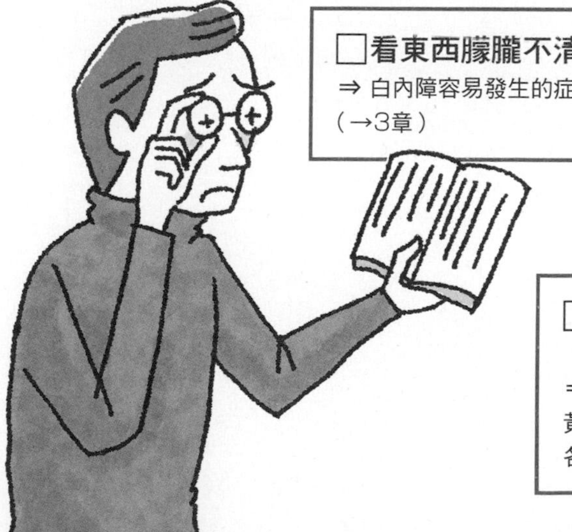

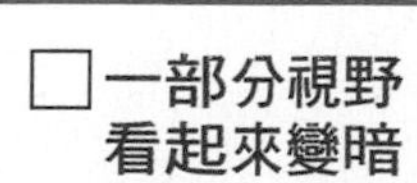

□一部分視野看起來變暗

⇒ 要懷疑可能是青光眼、黃斑部病變、視網膜剝離等各種可能（→2章、4章）

自行檢查②

視力變化和視物方式改變，要個別檢查雙眼

一隻眼睛出狀況時，另一隻眼睛會自動幫忙分擔，於是就不容易注意到異狀。因此自我檢測時兩眼要分開單獨檢查。

看起來清晰？還是看著很朦朧？

視力變差並不一定是疾病造成的變化。不過，若是看東西明顯變得吃力，就必須要到眼科做檢查。

務必單眼確認
看月曆或是時鐘上的數字來檢查視力
5月
日 月 火 水 木 金 土

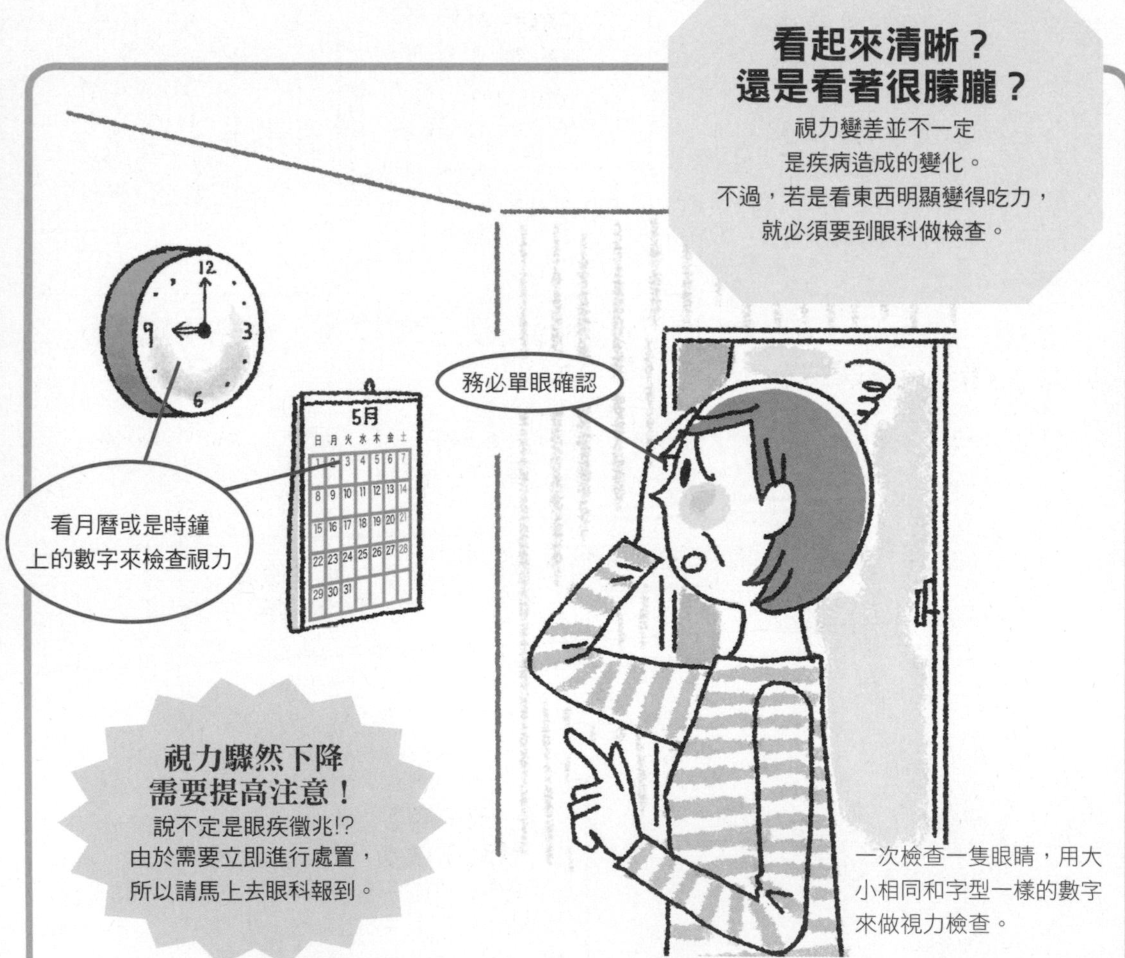

視力驟然下降需要提高注意！

說不定是眼疾徵兆!?由於需要立即進行處置，所以請馬上去眼科報到。

一次檢查一隻眼睛，用大小相同和字型一樣的數字來做視力檢查。

▼阿姆斯勒方格表

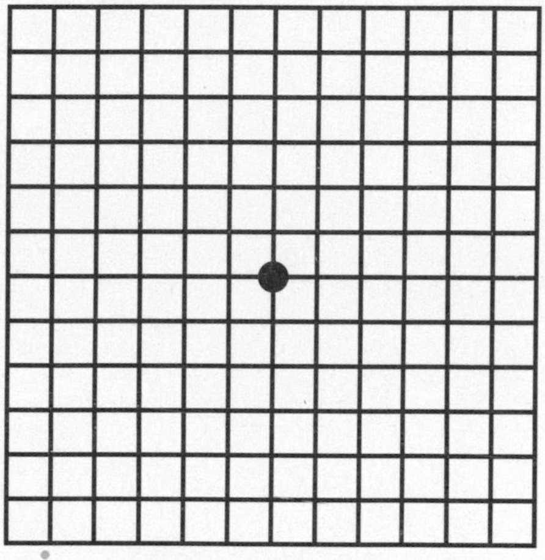

在距離30公分處以單眼凝視中心點來檢查視力。

看起來很筆直？還是有些扭曲？

直線的圖形看起來是直線，才是正常的眼睛。請以左圖的直線和中心部位來做視力檢查。有助於早期發現近年來不斷增加的老年性黃斑部病變。

務必單眼確認

30cm

凝視中心點

▼黃斑部有異常時看到的方格表會是這樣

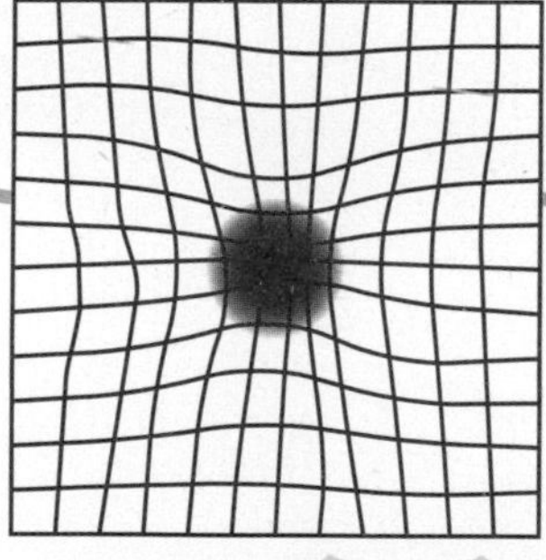

看起來線條扭曲、中心點昏暗的話就要注意！

看起來若是像上圖那樣，就要懷疑是老年性黃斑部病變。請儘早前往眼科接受檢查。

有些眼疾會在沒有自覺症狀下持續加重

眼部疾病容易隨著年齡增長而發生，太慢發現則會影響到治療效果。因此請持續不間斷地定期分別進行左右兩眼的「視力檢測」，覺得有異狀的時候請不要猶豫，立刻就醫開始採取適當的照護。

只不過，有些眼部疾病沒有發展到某種程度就不會產生自覺症狀，因此年過四十後，不僅要做自我檢查，也要接受「眼睛健康檢查」。

眼睛疾病
要儘早察覺！

一直都看得見所有的記號嗎？是否改變角度就消失了？

視點不動時所看到的範圍稱為視野。
即使凝視著中心點，
一般來說還是可以瞥見周圍的符號。
請使用如下的紙片，
確認自己的視野是否有缺損吧！

距離30公分遠
一次檢查一隻眼睛
檢測紙慢慢地
旋轉一圈
凝視中心的
黑色圓點
檢查周圍的符號
看起來有無變化

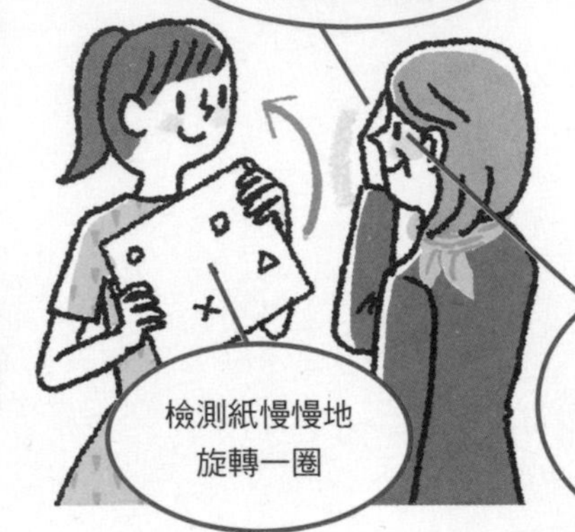

放大300%後再使用

也可以在B4大小的紙張中心畫一個黑色圓點，周圍加上4個符號來充當自製的手繪檢測板。

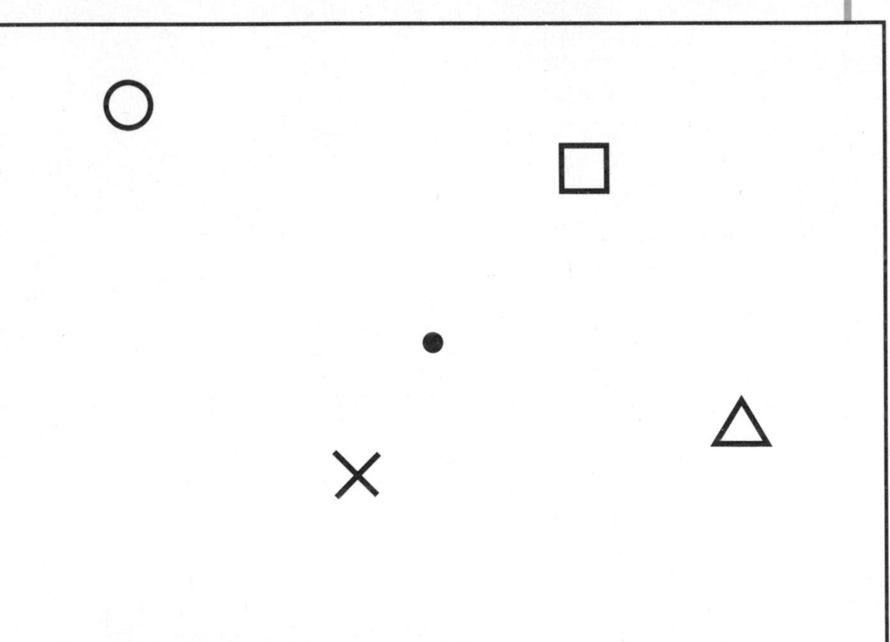

要是有符號消失就要注意

旋轉紙板的時候，若是有符號消失看不見就要注意。
視野缺損是青光眼的症狀之一。
請盡速到眼科接受詳細檢查。

1
不可置之不理的眼睛變化

有些眼睛疾病會在毫無所覺的情況下越發加重，
等到發現時已經是難以恢復到原本狀態的地步。
「理所當然看得見」的每一天，
是建立在眼睛能夠正常運作的前提下。
因此若覺得眼睛不適，就要接受檢查尋找原因，
並開始適當地保養雙眼。

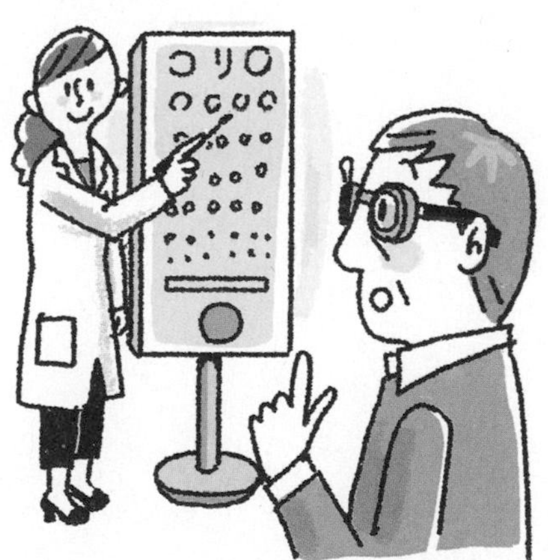

眼睛的結構

眼睛的構造和機制類似相機

眼睛的疾病會根據發生異狀的部位而有不同的症狀、病名和處理方式。首先就來了解眼睛的構造和視物的機制吧！

有些眼疾會在沒有自覺症狀下持續加重

想必用不著說大家也知道眼睛是用來「看」的器官。外界的光線透過角膜和水晶體折射，聚焦之後映照在眼球內部的視網膜上。焦點落在合適的位置就能映照出清晰影像。

而辨識視網膜上的影像則是大腦的職務。也就是說，眼睛和大腦互相合作才能產生「視覺」。這一連串的過程中只要某處發生障礙，視覺就會產生異狀。

▼「看得很清楚」的機制

角膜折射光線
送進眼球裡

瞳孔容納
恰到好處的光量

水晶體改變厚度
讓焦點剛好落在視網膜上

視網膜的感光細胞
將光訊號轉換成神經信號

光訊號
透過視神經傳達到腦部

大腦將左右兩眼送進來的情報
整合為一之後再認知影像

▼若以相機來做比喻的話…

相機鏡頭
≒角膜和水晶體
相機光圈
≒虹膜
影像感測器（底片）
≒視網膜和大腦

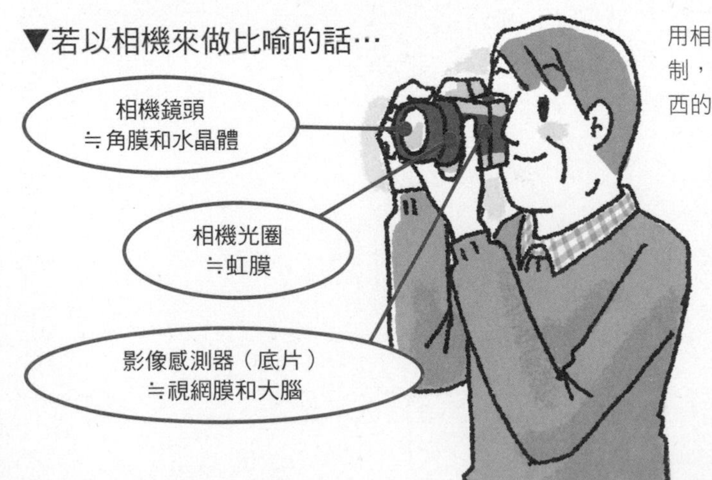

用相機拍照的機制，跟肉眼看東西的機制很像。

眼睛各部位的名稱和作用

眼睛有各式各樣的零組件。為了「看東西」，各自擁有不可或缺的功用。

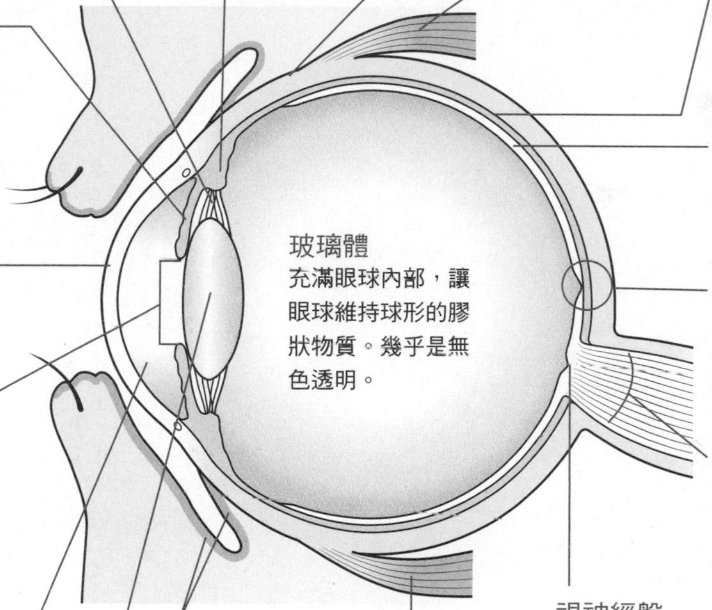

睫狀體
組成睫狀體的睫狀肌可靠鬆弛或緊繃來改變水晶體的厚度。

鞏膜
與角膜相連的乳白色硬膜。負責維持眼球形狀。

睫狀小帶
連接睫狀體和水晶體的細小纖維。

幫助眼球往上轉動的肌肉（上直肌）。

脈絡膜
富含微血管的部位。負責供給氧氣和營養給視網膜。

虹膜
可以伸縮，藉此擴大或縮小瞳孔，進而調整通過水晶體的光量。

視網膜
一層薄膜，聚集了大量捕捉光訊號的感光細胞。

玻璃體
充滿眼球內部，讓眼球維持球形的膠狀物質。幾乎是無色透明。

角膜
位在光線通道入口處的透明組織。可讓光線折射後再進入眼球內。

黃斑部
位在視網膜中央的一塊區域，視野中心的影像會在這裡成像。

瞳孔
被虹膜包圍的中心部位，是光線進入眼球的通道。

視神經
將視網膜感光細胞接受到的光訊號轉換成電訊號，傳送到腦部。

結膜
連接眼球和眼皮的薄膜。

幫助眼球往下轉動的肌肉（下直肌）。

視神經盤
穿入眼球的視神經匯聚之處。

前房
角膜和水晶體之間的空間。裡頭充滿了稱為房水（→30頁）的液體。

水晶體
直徑約10公釐的晶體構造。厚度會產生變化，藉此調整焦距。

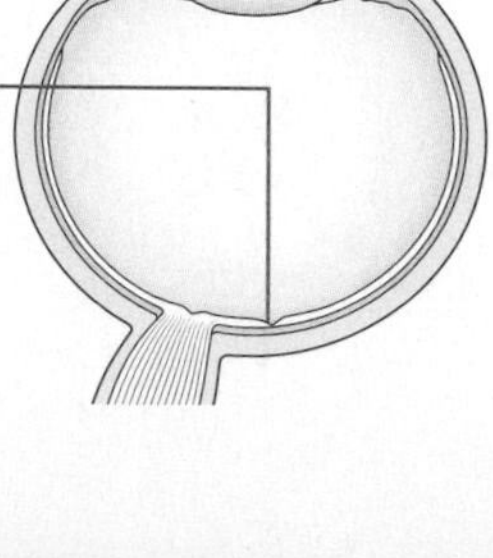

中心窩
位於黃斑部中心的凹陷處。是視覺最清晰的部分。

生活環境帶來的變化

用眼過度的生活是眼睛不適的起因

充斥視覺資訊的生活，很容易導致用眼過度。屆時會讓眼睛無法順利起到原本的功用，或是顯現出不適症狀。

現今生活中容易發生的症狀

充斥生活中的電腦、智慧型手機等3C產品，使得眼睛的負擔增加。因此為眼睛疲勞或乾澀等不適症狀感到困擾的人與日俱增。

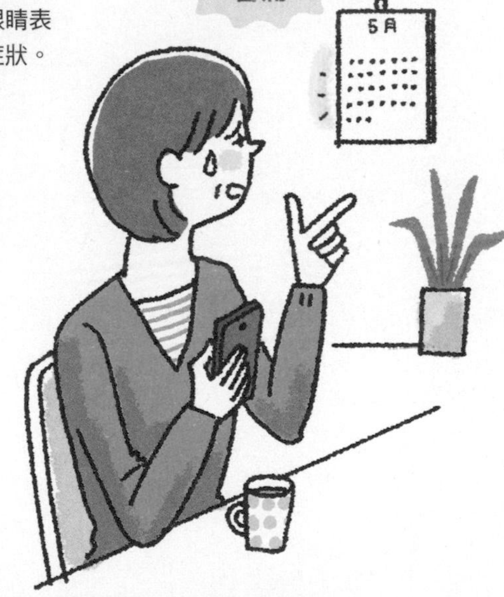

眼睛睜不開

眼睛沉重

眼睛深處會痛

用眼過度引起的眼睛疲勞症狀。

眼睛乾澀

轉動眼球有異物感

淚液量減少或是不容易停留在眼睛表面的乾眼症症狀。

充血情況嚴重

一旦用眼過度，為了補給氧氣與營養，血流量就會增加，使得眼白容易充血變紅。不過有時是因為感染或過敏性發炎。

感覺視力減退

難以對焦

一直盯著近處看，調整水晶體厚度的睫狀肌會因為持續緊繃而導致運作變差。當視點轉移時就難以調整焦點，產生模糊朦朧的狀況。此症狀又被稱為「智慧型手機老花眼」。

導致眼睛疲勞的主因

包含生活環境的影響在內，年齡增長和罹患眼睛疾病引起的視物不清，也會增加眼睛疲勞。

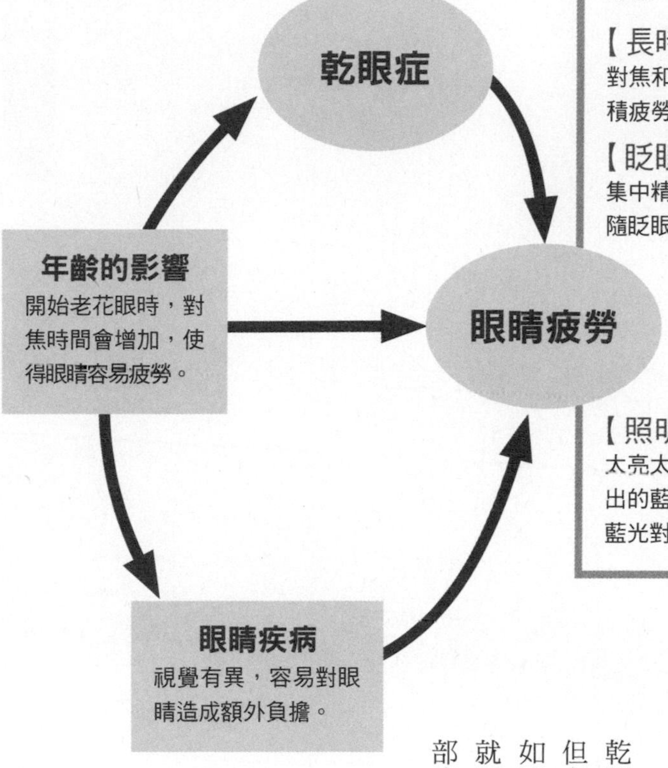

乾眼症

年齡的影響
開始老花眼時，對焦時間會增加，使得眼睛容易疲勞。

眼睛疲勞

眼睛疾病
視覺有異，容易對眼睛造成額外負擔。

▼造成眼睛疲勞、乾眼症的主因

【空調】
濕度低和直接吹到風等狀況都會讓淚液比較容易蒸發。

【長時間看著相同距離的物體工作】
對焦和轉動眼球的肌肉持續緊繃，眼睛就容易累積疲勞。

【眨眼數減少】
集中精神工作時，眨眼的次數容易減少，使得伴隨眨眼分泌的淚液量也跟著減少。

【戴隱形眼鏡】
淚液難以擴散至整個眼球表面。

【壓力太大】
身心緊繃據說會減少淚液分泌。

【照明不恰當】
太亮太暗都容易增加眼睛多餘負擔。液晶螢幕發出的藍光也被指出會影響視力，但其實不是只有藍光對眼睛有害。

除了生活環境以外還有其他隱藏原因

眼睛使用過度，不論是什麼年齡層的人都會感到眼睛疲勞。不過眼睛對焦的能力會年復一年衰退，淚液量也會隨之減少。因此當年齡漸長，眼睛的不適症狀就越來越容易發生。

雖然不能說眼睛疲勞和乾眼症容易引發眼睛疾病，但有時情況是反過來的。假如不適症狀持續一段時間，就要先去檢查看看是否有眼部疾病。

若檢查後確定沒有罹患需要憂心的疾病，就重新審視生活環境等方法來改善症狀吧！使用乾眼症眼藥水治療也很有效果（↓83頁）。

自然發生的變化

眼睛也會變老！有些老化現象無可避免

隨著年紀漸長，眼睛也會產生一些變化。只不過請不要把所有令人在意的症狀都歸咎為「年齡大」的緣故。請務必採取適當的應對動作。

一定會有老花眼！快或慢發生而已

無法避免的老化現象之一就是老花眼。一般來說年過四十左右就會開始發生。

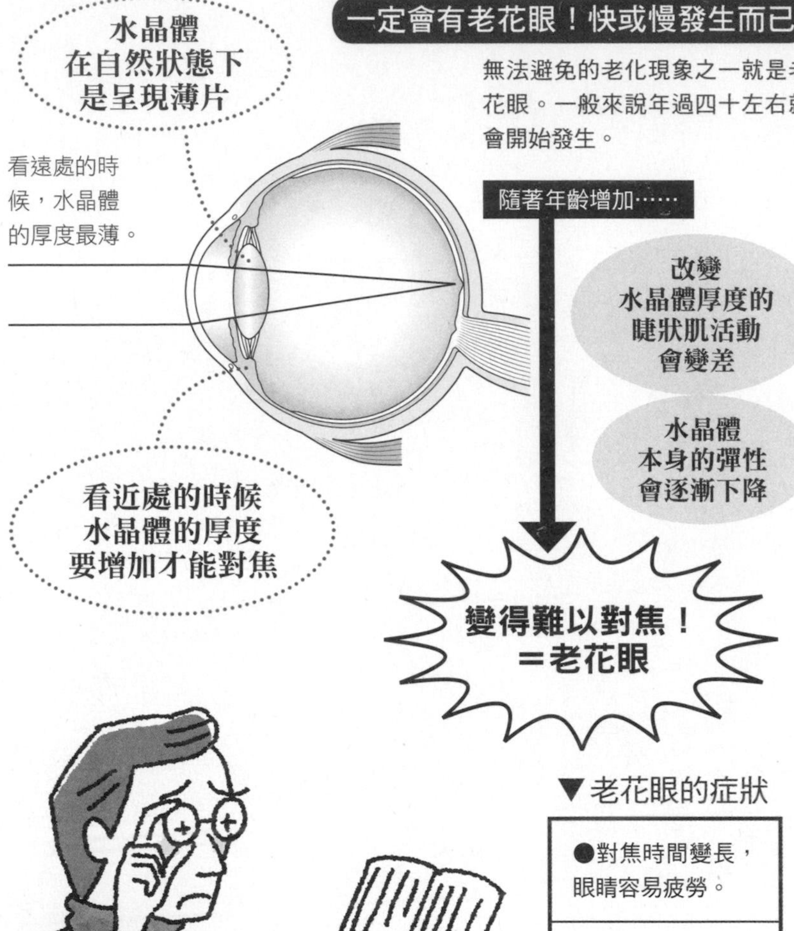

要是書籍距離不超過40公分就難以閱讀，代表已經有老花眼。

▼老花眼的症狀

●對焦時間變長，眼睛容易疲勞。
●水晶體不容易變厚，因此看近的東西變得很吃力。
●在暗處尤其不容易看清小東西。
●一直在使用的眼鏡和隱形眼鏡變得度數不合。

眼部疾病大多受到年齡影響

除了對焦調整機能衰退的老花眼之外，還有許多部位都會受到年齡影響。若再加上體質或宿疾等因素，就更容易產生嚴重影響視覺的眼部疾病。

視網膜發生的變化 ⇒老年性黃斑部病變等

在視網膜之中與視覺最密切相關的黃斑部病變（老年性黃斑部病變→4章），年齡越大越容易發生。

視神經損傷 ⇒青光眼

常見於40歲以上的中高年齡層，因此年齡被認為是發病的主因之一（→2章）

水晶體變混濁 ⇒白內障

歷經長久歲月，成分開始變質產生白濁症狀（→3章）。每個人都會發生，只是症狀輕或是嚴重，若放著不管症狀會持續加重。

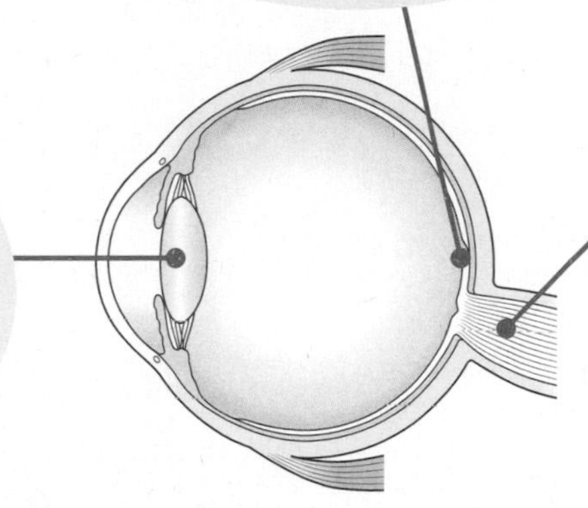

看不清楚會大幅影響生活品質

老花眼和白內障，都是會隨著年齡增長而發生的眼部自然變化。也不能否認年齡是青光眼和老年性黃斑部病變等疾病的主因之一。也就是說，這些症狀和疾病都是難以避免的變化。

話雖如此，我們也並非只能默默承受這些自然變化，反而應該要積極處理應對。因為看東西吃力很容易成為煩惱根源，不適感不但不會消失，更會奪走享受生活的熱情。

拿出精神來！要不要去劇場看戲？

可是我看不清楚……

比起鼓勵，更應該先去確認看不清楚的原因。

病理變化

有失明危險的眼疾必須儘早處理

不能將眼睛發生的病理變化單純視為「年齡大」會有的症狀而置之不理。有些疾病光是在生活上下工夫也無法防範或難以治癒，因此必須要接受適當的治療。

首先前往附近的眼科檢查

有些眼部疾病會在自覺症狀少的情況下漸漸加重。不論契機為何，只要去看眼科醫生就能接受大致的檢查。不要錯過檢查的機會，盡可能早期發現、早期治療。

看東西覺得怪怪的時候

感覺看東西變吃力，或是在8～10頁的檢查法當中發現了令人擔心的狀況，就立刻去看眼科吧！

不適症狀變嚴重時

是調查有無疾病的好機會。先去確認原因吧！

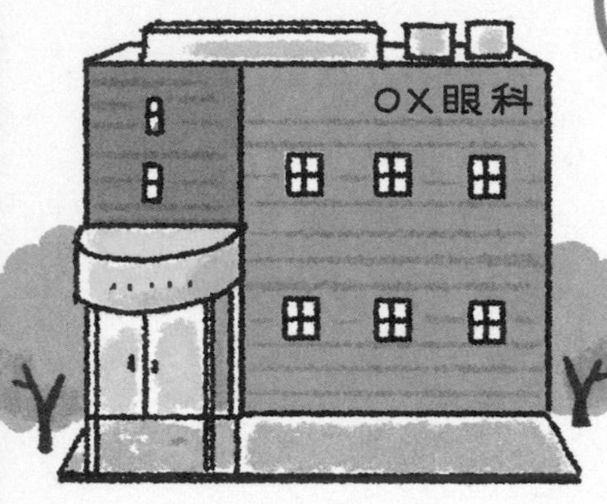

把握健檢的機會

在職場或地區等會有健康檢查的機會，還請積極利用。血糖值高的人也要接受眼睛檢查，因為糖尿病容易引發視網膜病變。（→70頁）

置之不理很危險！甚至有可能失去視力

眼部疾病並不一定是整個眼睛出現異常狀況，大多只是在某些部位產生變化。

發生病變的部位雖有限，卻會讓眼部構造變得難以運作，進而導致視覺機能下降。放任不管的話有可能會失明，也就是可能再也沒有辦法恢復視力，因而必須及早發現並儘早接受治療。

為此必須要越早越好，盡可能早點察覺到疾病的存在。藉由早期發現早期治療，視力大多都能保住。

視覺障礙的原因

此圖表指出了取得身心障礙手冊的人（日本地區），是因為何種疾病導致視覺障礙。除了視網膜色素病變外，大多都是中老年以後才發作的疾病，也有部分疾病會在神不知鬼不覺的情況下加重，因此還請多留意。

青光眼 21.0%
視神經受損，視野變狹隘
（→2章）

糖尿病網膜病變 15.6%
是糖尿病的併發症之一
（→4章）

其他
嚴重高度近視、白內障嚴重卻沒有動手術等。

引用自（2014年若生里菜．小椋祐一郎等人發表於《日本的視覺障礙之起因與現狀》）

視網膜色素病變 12.0%
視網膜上的感光細胞逐漸產生病變。大多是因為遺傳，病變進程一般來說很緩慢。

黃斑部病變 9.5%
發生在視網膜黃斑部的視覺障礙。主要是老年性黃斑部病變（→4章）

視覺障礙的程度分為很多種

所謂視覺障礙就是即便使用眼鏡或隱形眼鏡等工具，眼睛也處於難以恢復視力、能見範圍（視野）狹窄的狀態。會以程度來評斷等級。

▼身心障礙者手冊的視力障礙程度標準

等級	障礙程度
1 輕度	1.矯正後兩眼視力均看不到0.3，或矯正後優眼視力為0.3，另眼視力小於0.1（不含）時，或矯正後優眼視力0.4，另眼視力小於0.05（不含）者。 2.兩眼視野各為20度以內者。 3.優眼自動視野計中心30度程式檢查，平均缺損大於10dB（不含）者。
2 中度	1.矯正後兩眼視力均看不到0.1時，或矯正後優眼視力為0.1，另眼視力小於0.05（不含）者。 2.優眼自動視野計中心30度程式檢查，平均缺損大於15dB（不含）者。
3 重度	1.矯正後兩眼視力均看不到0.01（或矯正後小於50公分辨指數）者。 2.優眼自動視野計中心30度程式檢查，平均缺損大於20dB（不含）者。

※以上分級標準根據民國109年12月15日修正的〈身心障礙者鑑定作業辦法〉法規，自民國110年4月1日起實施。

衛生福利部
護理及健康照護司
新制身心障礙鑑定專區

衛生福利部
衛生福利e寶箱
身心障礙資訊專區

可能罹患的疾病，會影響必要的檢查項目

在眼科除了視力檢查外，還有很多檢查項目。
由於檢查的目的和方法都不同，因此要搭配各項檢查來全面調查眼睛的狀態。

有許多使用專用設備的檢查方法

一旦有症狀，為了徹底查明其原因，或是找出尚未有症狀但可能已經開始產生的病變，眼科會進行各式各樣的調查。

問診和診察的結果有時會是「很明顯是花粉症的症狀」等情形，這時只會開立眼藥水。不過為了找出會影響視覺的眼部疾病，各種檢查都是不可或缺的。

眼科裡會有許多專用檢查設備。讓我們先大致了解一下可能會為了什麼目的，進行什麼樣的檢查吧！

在眼科接受檢查的流程

眼科檢查當中最基本的就是問診、視力檢查、裂隙燈顯微鏡檢查。綜合這幾項檢查結果懷疑有異常的話，就會搭配目的進行更專業的檢查。

問診
醫生會根據問診的內容來決定檢查項目等細節，是做出診斷的重要資訊來源。

視力檢查
調查眼睛是否有疾病徵兆的基本檢查項目之一（→22頁）

屈光檢查
檢查近視、遠視或散光的程度（→23頁）

▼問診的主要內容

- □何時開始有何症狀？
- □除了眼睛以外還有其他症狀嗎？
- □症狀出現之前的視力如何？
- □若有其他疾病，症狀為何？
- □目前是否有服用藥物？
  藥物名稱是？
- □之前是否曾罹患眼疾
  或眼睛受傷過？
- □家人之中是否有眼疾？
  有的話病名是？
- □是否有抽菸等習慣？

事先整理好，
將必要的資訊傳達給醫生。

也有乾眼症的檢查

要診斷是否有乾眼症，就要將特製試紙放在眼角內側，過一段時間後調查試紙吸收的淚液量（**淚液分泌檢查**）。使用加入特殊色素的檢查用眼藥水，再用裂隙燈顯微鏡檢視，觀察眼球表面乾燥後色素消失的秒數是多少（**淚膜破裂時間，BUT檢查**）。也要確認有沒有因為乾眼症而造成角膜損傷（**染色試驗**）。

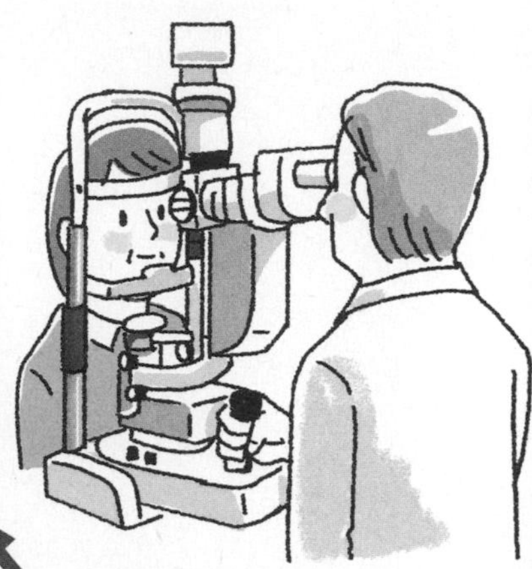

要檢查有無白內障，只需用到裂隙燈顯微鏡檢查就可確認。

視野檢查

確認是否有看不見的部分，或是看得見的範圍是否有縮小跡象的檢查（→23頁）。可以察覺到有無青光眼和視網膜異常。

眼壓檢查

所謂的眼壓，就是從眼球內側向外施加的壓力。眼壓過高有可能會傷及視神經。此檢查的主要目的為發現＆診斷青光眼（→24頁）

裂隙燈顯微鏡檢查

幾乎可以觀察眼睛內部所有部位而進行的基本檢查（→24頁）

眼底檢查

透過瞳孔，觀察平常看不見的眼球深處，調查視網膜、脈絡膜、視神經的狀態等。也可以進行攝影（→25頁）

OCT（光學同調斷層掃描）檢查

一種可將視網膜的橫切面斷層影像化的新穎檢查法（→25頁）。包含黃斑部在內，可詳細掌握視網膜的狀態。

診斷

掌握目前的眼睛狀態。要是發現某種疾病，為了決定治療方針，有時會做更詳細的檢查。

檢查方法

先從檢查「目視方法」開始

眼睛「看東西」的機能若發生問題，很有可能是眼睛構造某處發生了異狀。因此要先透過各種檢查來詳細檢驗視力。

用各種檢查來確認視力

單靠「能清楚看見遠處」這點，不能說是視力良好。還是有必要調查看近處的能力、視野的狀態等。

視力檢查

使用繪製各種大小視標的視力表來確認視力。藉由可以辨別到多大的視標來判斷視力。

檢查時不使用眼鏡的方式稱為「裸視視力檢查」，戴上眼鏡的則是「矯正視力檢查」。

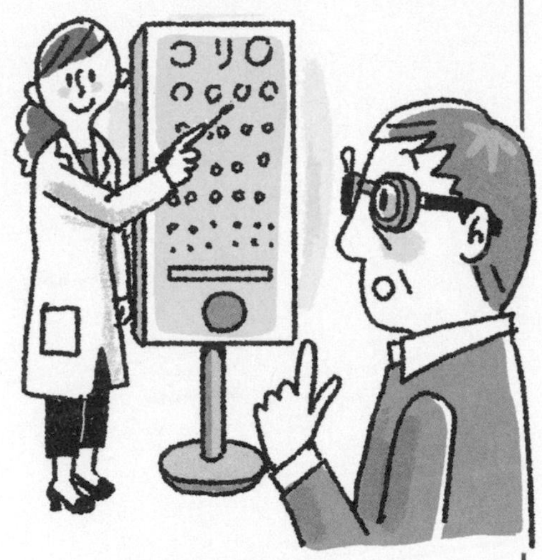

視力表上的C型符號叫做蘭氏環，是國際通用的視力檢查表。

檢查觀看遠處的視力〈遠視力檢查〉

站在距離5公尺的地方來確認能夠辨別的最小視標。檢查自己可以看得多遠。

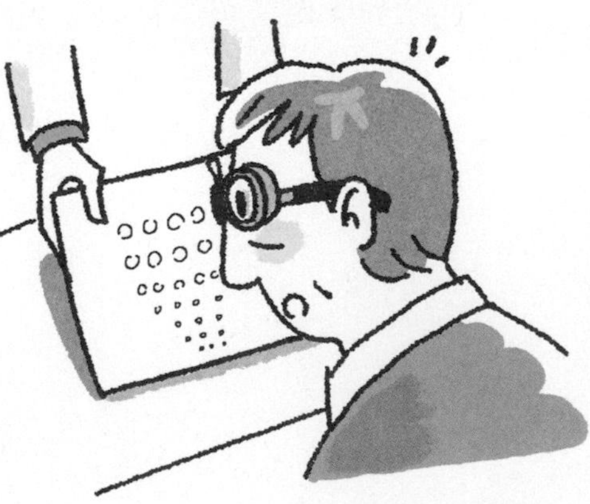

老花眼會降低近視度數。

調查觀看近處的視力〈近視力檢查〉

在距離30公分的地方來確認能夠辨識的最小視標。遠視力有時跟近視力並不一致。近視的人就算遠視力不佳，一般來說近視力都還不錯。

視野檢查

檢查一眼能看見的視野範圍，以及視野有無缺損。

正確的測量會用到特定裝置。分為以移動視標來調查眼睛可見範圍的「動態視野檢查」和透過改變視標的明亮度來調查視網膜感光敏感度的「靜態視野檢查」兩種方法。

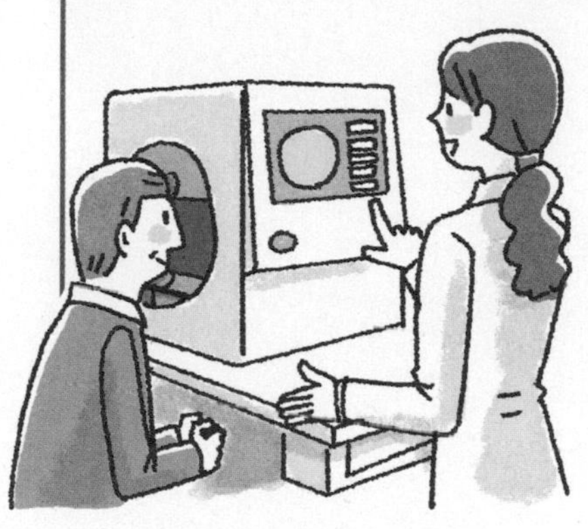

靜態視野檢查是運用電腦的「自動視野計」專用器材。

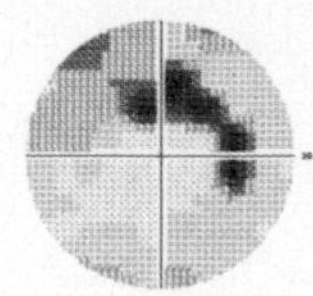

青光眼初期。確認視野受損。

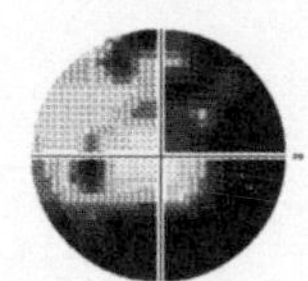

隨著病情加重，看不見的部位會逐漸擴展。

屈光檢查

近視、遠視和散光，是因為角膜或水晶體造成的光線折射過強、過弱或變形而造成的，這些都通稱為屈光不正。包含視力在內，也檢查一下有無屈光不正及其程度吧！

機械的使用方法

使用名叫自動驗光機的器材，查驗眼睛盯著裡頭圖案時的狀況，可以自動測出角膜和水晶體的屈光度。

直接表達感覺的方法

一邊交換檢查用的鏡片一邊確認視力。

若矯正視力OK就可以先放心

屈光異常會讓視力下降，但這並不是疾病。只要矯正視力效果佳，就不太需要擔心眼睛疾病。

相反的，若矯正視力效果不理想，就要擔心角膜、水晶體、視網膜等眼睛部位是否產生了病變。

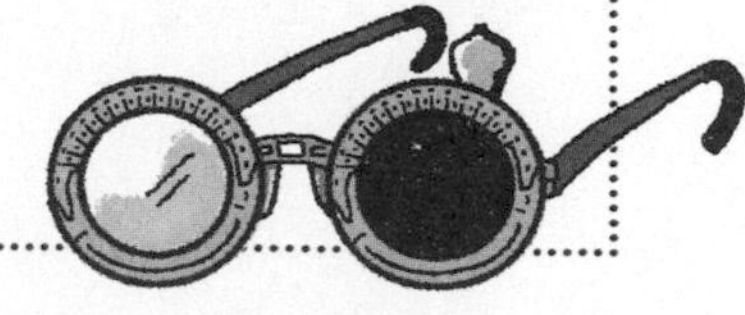

如果覺得「看不清楚」就要確認原因

所謂的「看得清楚」，代表看遠看近都能確實對焦，亦即視力清晰、視野寬廣或是沒有看不清楚的地方等各種狀態。

若使用眼鏡測量出的矯正視力還是很差、視野狹隘、視野有缺損，就叫做「看不清楚」，這時一定要確實查出原因。

檢查方法

以各項檢查分別檢測眼睛各部位的狀況

仔細檢查各部位，就可以早期發現眼睛疾病。診斷之後，每隔一段時間還是要定期追蹤檢查。

逐一確認有無異常

不只眼球表面，連眼睛內部都要仔細檢查。與視覺攸關的視網膜和視神經，更要確實檢驗。

裂隙燈顯微鏡檢查

用裂隙燈對著眼睛照射，以顯微鏡擴大各部位的狀況來仔細觀察。

從眼睛表面的水晶體，到玻璃體的前部位都能檢查到，但若是組合其他器材，連玻璃體的後部位乃至於視網膜，幾乎整顆眼球都能全面檢查。

也可以裝設眼壓計，用來測量眼壓。

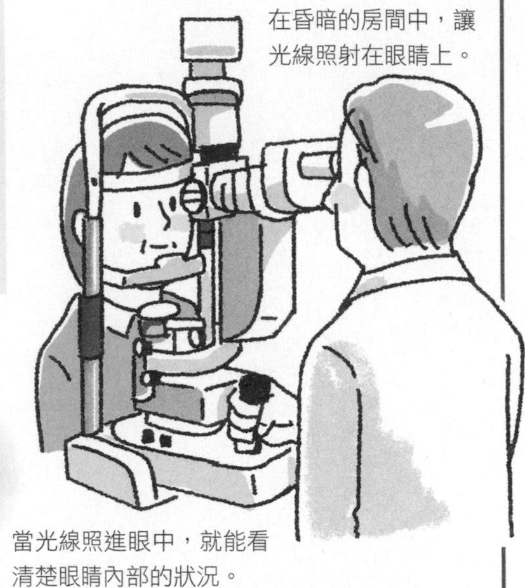

在昏暗的房間中，讓光線照射在眼睛上。

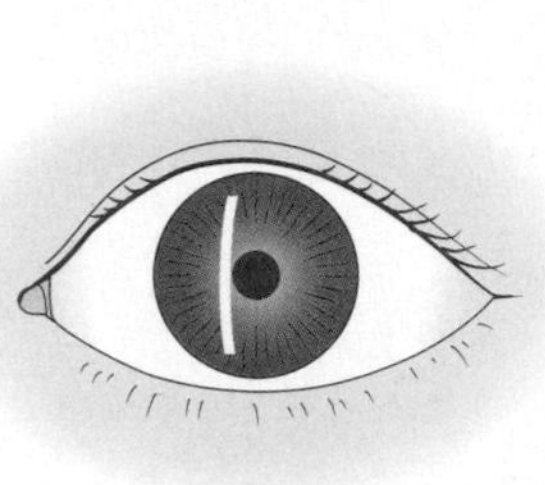

當光線照進眼中，就能看清楚眼睛內部的狀況。

眼壓檢查

在健康檢查時，一般都是朝著眼睛噴出空氣然後觀察角膜凹陷處，不過正確的測量法是使用一種名為眼壓計的裝置。

將測壓頭貼在角膜上壓平角膜，在這固定的角膜面積中所產生的壓力就叫眼壓。

使用測壓頭之前先點麻醉眼藥水，測量時就不會覺得痛了。

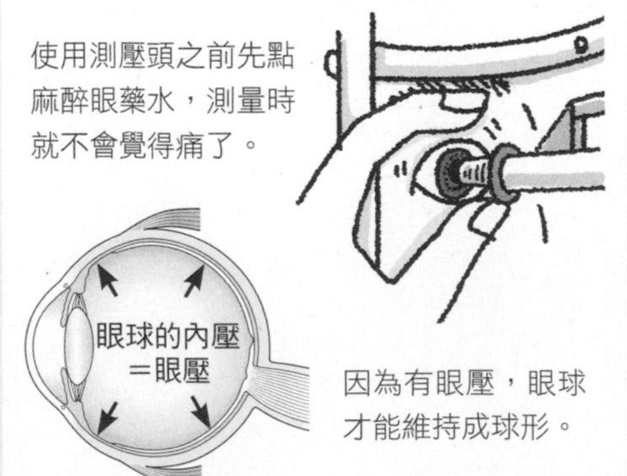

因為有眼壓，眼球才能維持成球形。

嚴重的眼睛疾病大多是眼球裡側產生病變

影響視力的病變，也會發生在角膜或水晶體等接近眼睛表面的地方。

不過造成嚴重影響的疾病，大多是發生在視網膜、視神經等被稱為「眼底」的地方。因此請務必好好接受檢查。

眼底檢查

調查眼球內部的視網膜、脈絡膜、視神經的狀態等。由於水晶體和玻璃體是透明的，因此只要照射光線就能看到裡頭。

檢查之前要點散瞳劑，好讓瞳孔擴張。檢查完容易產生暈眩、畏光、看東西不舒服的狀況，但幾個小時後就會恢復正常。

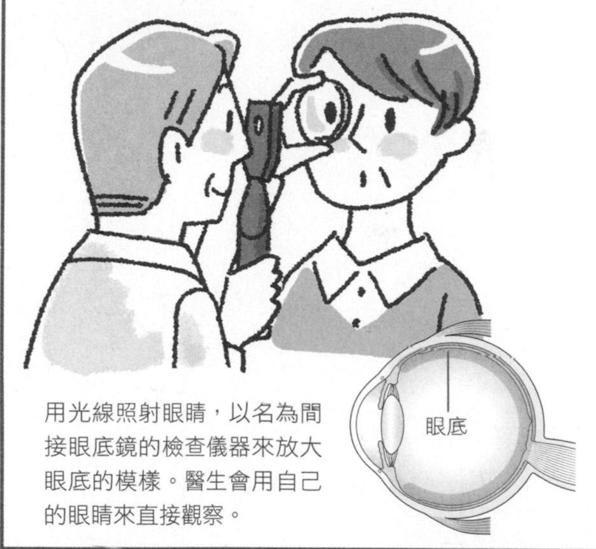

用光線照射眼睛，以名為間接眼底鏡的檢查儀器來放大眼底的模樣。醫生會用自己的眼睛來直接觀察。

OCT（光學同調斷層儀）檢查

使用近紅外線照射眼底，並用電腦解析其反射光，描繪出視網膜的斷層。由於連視網膜的血管和視神經的狀態都能清晰得知，所以也能運用在診斷青光眼和老年性黃斑部病變。

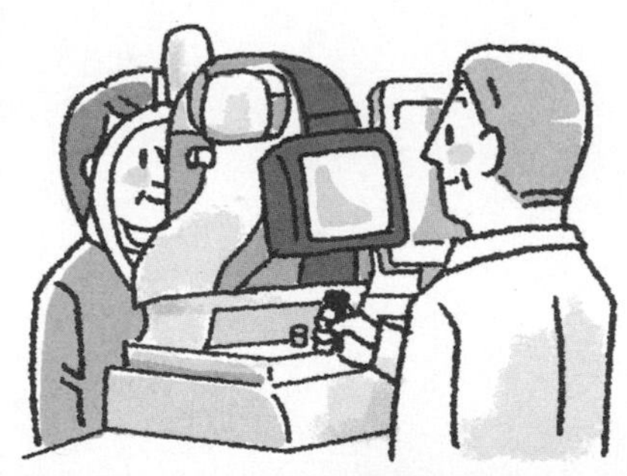

詳細檢查眼底的最新檢查法。

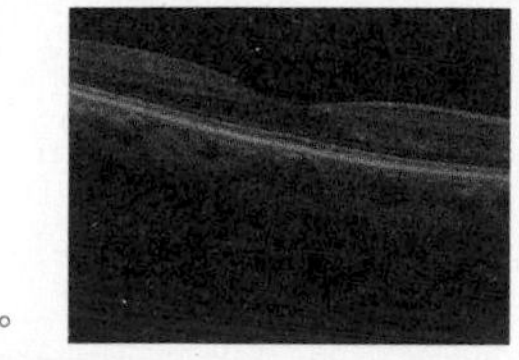

OCT的視網膜斷層圖。

眼底攝影檢查／螢光眼底血管攝影檢查

眼底攝影機是能拍出眼底狀況的裝置。

只要朝眼底照光就能拍攝，不過若從手臂血管注射內含螢光色素的顯影劑，等個十秒左右就能攝影。

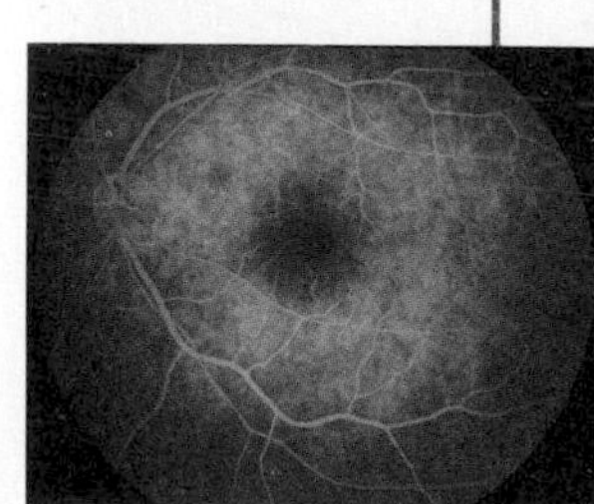

使用顯影劑，能夠拍出更細小的血管。

COLUMN

要是檢查出好幾種疾病該怎麼辦？

▼主要的眼睛疾病發病率基準（日本）

白內障
（包含輕度患者）

50多歲	2人中有1人
60多歲	3人中有2人
70多歲	5人中有4人
80歲以上	幾乎所有人

根據白內障診療指標

老年性黃斑部病變

50歲以上…80人中有1人

根據久山町研究（2007年）

乾眼症

推測有800萬～2200萬人

根據日本眼科學會官網

青光眼

40歲以上…20人中有1人
（70幾歲……10人中有1人）

根據多治見STUDY（→27頁）

糖尿病視網膜病變
（包含輕度患者）

糖尿病患者※…5人中有2人

※316萬6千人（根據平成26年厚生勞動省「患者調查」）

非常有可能出現併發症

很多眼睛疾病都會出現病症，並且互相影響，因此一次發現多重疾病或複數疾病前後發生都屢見不鮮。這種情況，就要看疾病的組合及患者狀況等因素來考慮治療的進程和方法。

像是上了年紀就會出現的白內障，可在動手術處理青光眼或視網膜病變時一併處理。

2

失明首要原因的青光眼如何防範

青光眼這種疾病的病情會在不知不覺間持續加重。
根據日本青光眼學會的調查，
罹患青光眼的人有9成在為了調查而接受檢查之前，
都不知道自己有青光眼※。
為了防止失明，必須盡快察覺青光眼的存在，
並開始接受治療。

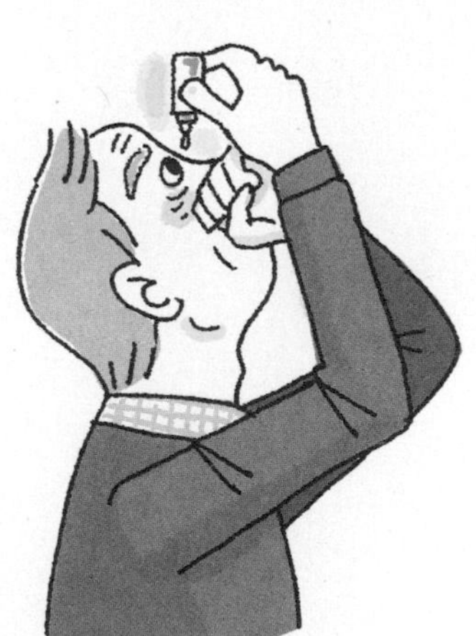

※根據日本青光眼學會多治見青光眼流行病學調查（通稱：多治見STUDY）。

大部分的病情進展都很緩慢。要確實掌握好當下狀況

青光眼是會造成失明的疾病。診斷確診或是被懷疑可能有青光眼的人或許都會非常不安，但只要接受恰當治療就有可能維持現狀。

到底發生了什麼事？

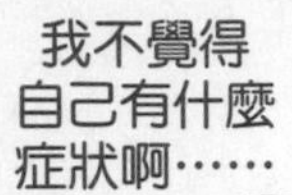

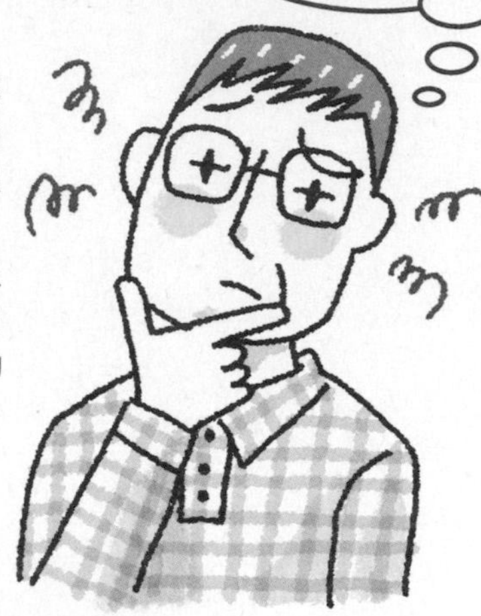

視神經受損影響到看東西

青光眼是因為視神經在眼壓等因素影響下受到傷害，進而導致看東西有困難的疾病。大多時候不會只發生在單眼，而是兩隻眼睛都有。

就算視野缺損，大腦也會自動修正雙眼看不見的部分，讓當事人誤以為自己看到一個完整的影像。因此青光眼的特徵是初期沒有什麼自覺症狀出現。

由於眼壓過高導致視神經受到壓迫進而受損

↓

出現看不見的部分（視野缺損）

↓

放著不管的話看不見的地方會變大直到失明

假如視野缺損只有一部分，幾乎不會有自覺症狀。

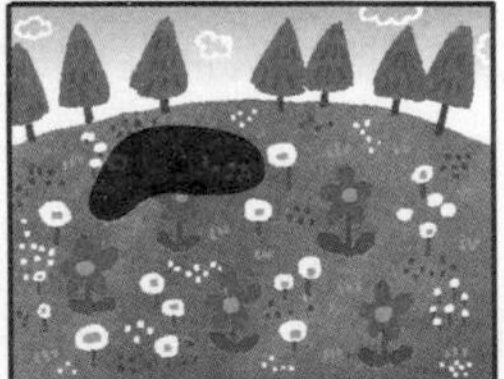

隨著病情加重，逐漸開始感覺看不清楚。

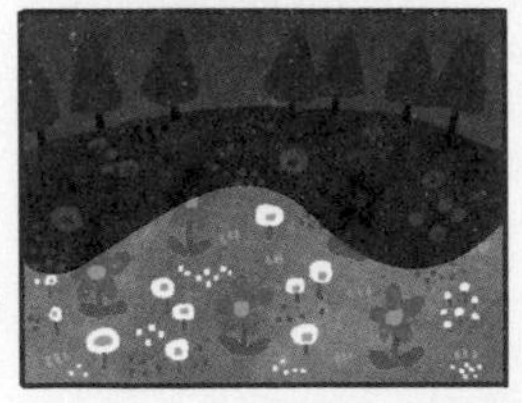

是不是有一天就會看不見了？

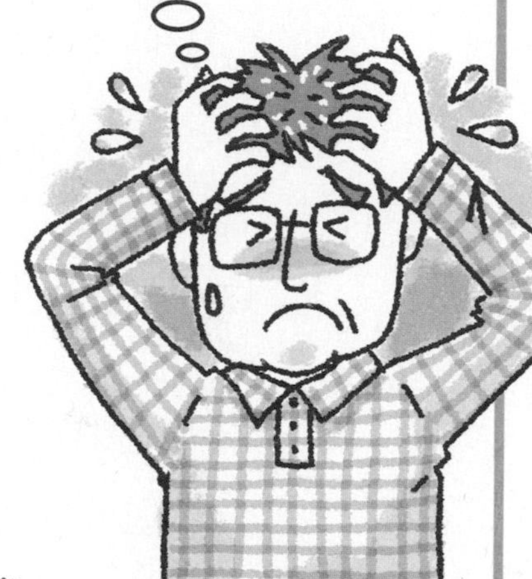

及早接受適當診治並且追蹤治療便不成問題

青光眼是造成視力障礙的首要原因。患者往往因為沒有自覺症狀而延誤開始治療的時機，從而導致病情嚴重的人數居高不下。

不過，青光眼的病情發展緩慢。只要能儘早察覺並持續接受恰當的治療，就能一直維持看得見的狀態。

假如有疑慮就追蹤觀察

在健檢等情況下被告知視神經盤凹陷擴大（→31頁），就要定期檢查，確認視神經的損傷程度、視野是否有缺損。

診斷出有青光眼後立刻開始治療

↓

就算沒有自覺症狀，還是要繼續治療

↓

大多情況下可以防止失明

發現的當下就是最佳狀態 重點在於不讓病情加重

據報告指出，四十歲以上的人得到青光眼的機率為5%，是個任何人都有可能罹患的疾病。

對付青光眼的第一步就是要察覺到它的存在。要是毫無所覺放任不管，視神經受損的情況就會加重。因此就算沒有自覺症狀也一定要進行治療。

另外很遺憾的是，已經受損的視神經無法恢復。在往後的人生裡，知道／懷疑有青光眼的「當下」就是雙眼的最佳狀態。為了維持看得見的狀態，請持之以恆地接受治療。

何謂青光眼

流進眼睛的「房水」停滯不動就會傷害視神經

為了保持眼球的形狀，就需要一定的眼壓，可是眼壓有時卻會傷害視神經。而大幅左右眼壓高低的就是叫做「房水」的液體。

房水是肩負兩種任務的液體

房水是充滿角膜與水晶體之間的透明液體。由睫狀體製造，流進位在隅角的小樑網，經過許萊姆氏管後排出。

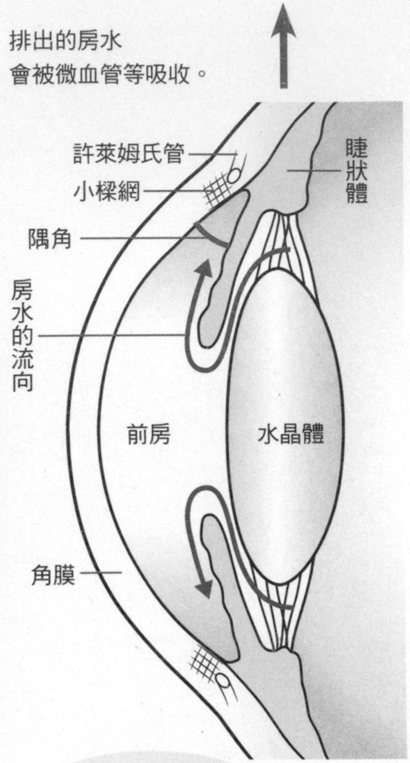

供給營養等

負責供給氧氣與養分給沒有血管流經的角膜和水晶體，然後接收代謝廢物並排出眼外。

維持眼壓

製造出來的房水量若和排放量一致，那麼房水量就能將眼壓維持在一定的範圍內。

排出的房水會被微血管等吸收。

許萊姆氏管

小樑網

隅角

房水的流向

前房

水晶體

角膜

睫狀體

房水的流動變差或停滯

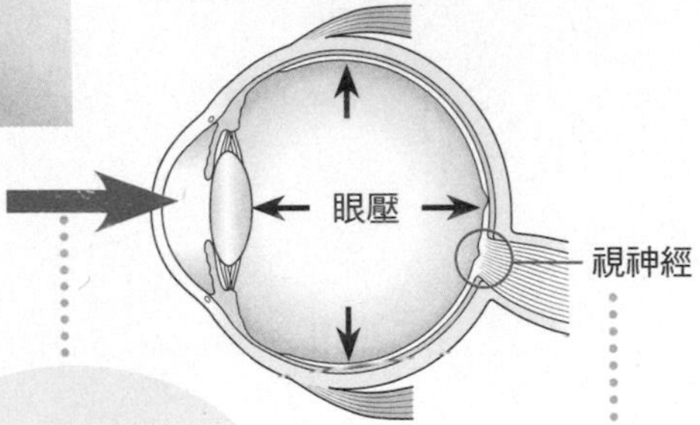

房水量增加眼壓增高

壓迫視神經

眼壓

視神經

能夠承受多大的壓力因人而異。若是超出負荷就會發生損傷。

房水一旦累積不動眼睛看起來就變綠色!?

房水的流動一旦停滯，眼壓就會增高，對視神經的壓迫也會變強，具有危害視神經的可能。

診斷青光眼必須要做的檢查

根據問診內容和各種檢查結果，由醫師判斷是否為青光眼。特別重要的是確認視野缺損和視神經損害程度的檢查。

眼壓檢查

（→24頁）

眼壓高的人要注意。不過就算是在正常範圍內也不能說沒問題。

視力檢查

（→22頁）

在初期階段視力不容易出現變化。

視野檢查

（→23頁）

視野有缺損的話，就要強烈懷疑是青光眼。

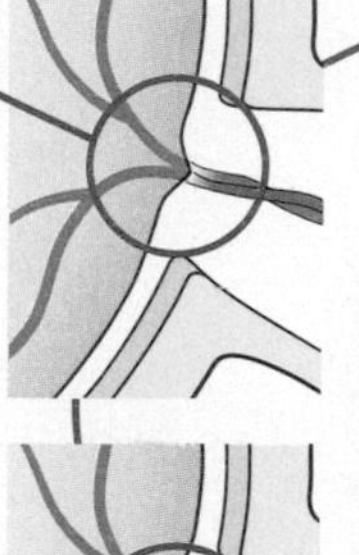

▶健康的眼睛
視神經盤的中心有點凹陷。

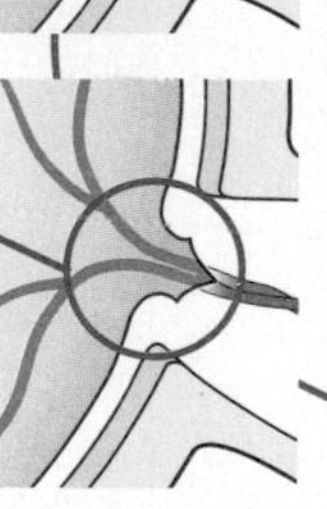

▶視神經盤凹陷擴大
有可能是青光眼。

眼底檢查

（→25頁）

視神經受損或減少，視神經盤的凹陷就會變大（視神經盤凹陷擴大）。這是青光眼造成的變化之一，不過也有可能是與生俱來或是高度近視造成的情況。所以不能光憑這樣就斷言一定是青光眼。

裂隙燈顯微鏡檢查

（→24頁）

調查房水流進隅角的狀況。

OCT（光學同調斷層儀）檢查

（→25頁）

可以測量出視神經纖維的厚度。若是因青光眼導致視神經受損，厚度會越來越薄。

▼視神經纖維層的圖表

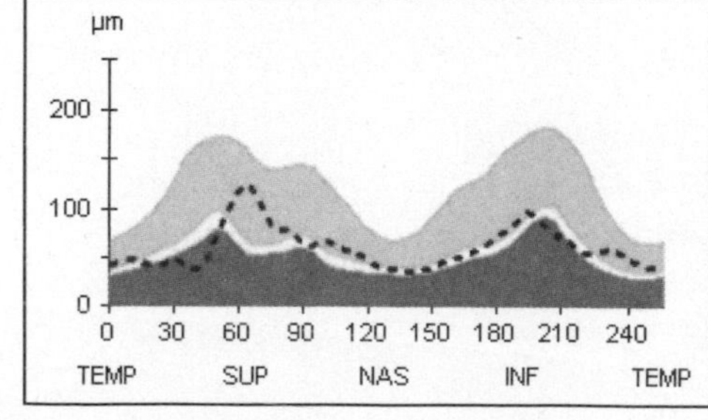

虛線是視神經纖維的厚度。若是下降到深色部分就有可能是受到損傷。

青光眼這個病名，在英文的稱呼之中也包含了意為「綠色」的詞彙在裡頭。據說房水一累積角膜就會膨脹，導致瞳孔看起來略帶綠色，不過其實從外觀是無法診斷的。

青光眼的類型

即使眼壓在正常範圍內也可能會發病

青光眼有好幾種類型。

雖然眼壓高是傷害視神經的主要原因，但不能光憑這點就說是造成青光眼的原因。

不同類型的罹病誘因

在大多數的情況中，青光眼往往毫無病徵就發作。其中多半都是在眼壓不算高的情況下發作。

青光眼

原發性青光眼

隨著年齡增長而容易產生的青光眼。

續發性青光眼

因疾病等影響導致眼壓上升而造成的青光眼。

由進展到後期的白內障、葡萄膜炎（虹膜睫狀體．脈絡膜發炎）、糖尿病視網膜病變或長期使用類固醇等因素所導致。

先天性青光眼

因為先天因素，使得隅角構造異常。最慢二十多歲就會發病。

引流通道堵塞型

原發性隅角閉鎖性青光眼

排水口堵塞，導致房水僅能排出極少量。

一旦完全堵塞，房水量就會急遽增加，因而具有引發急性青光眼的危險性（→35頁）。

▼在隅角發生的事

引流通道堵塞型

水晶體隨著年齡增長變厚，壓迫到虹膜，導致排水口堵塞。

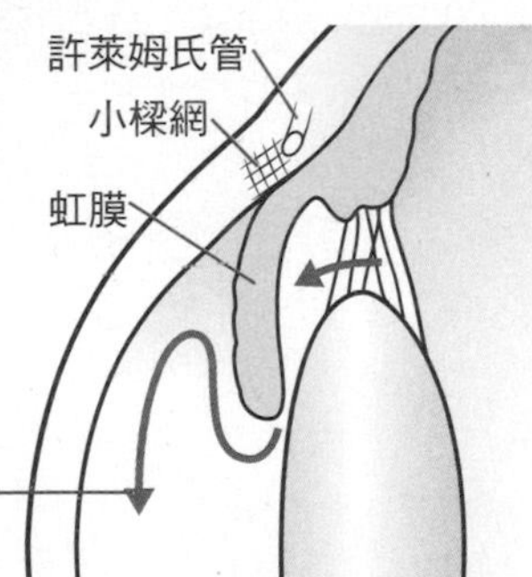

慢性堵塞型

呈網狀的小樑網堆積了代謝廢物等而堵住了排出口。

眼壓就算沒有異常也不能輕忽大意

青光眼可依原因・發病的方式等區分類別。大部分都是原發性隅角開放性青光眼，其中有很多都是眼壓不高的「正常眼壓性青光眼」。

基於這個理由，即使健檢後被告知「眼壓沒有異常」，也不能輕忽大意。

▼青光眼的類型比例（40歲以上）

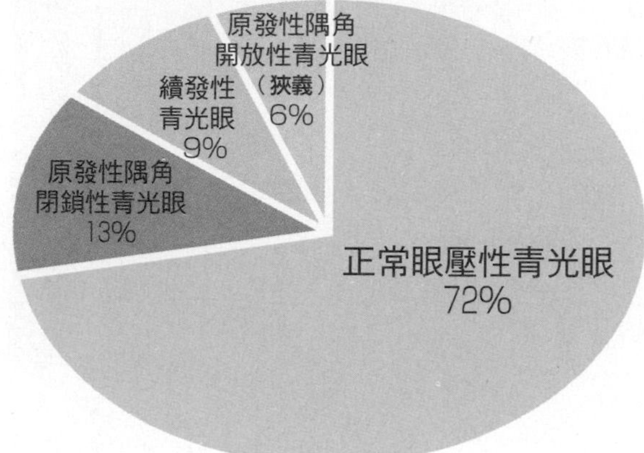

（根據2012年日本青光眼學會〈日本青光眼學會多治見流行病學調查報告書〉）

「正常範圍」只是一個平均值 視神經的可承受負擔是因人而異

眼壓高是傷害視神經的主因之一，但就算是一般正常範圍內的眼壓也會造成青光眼。因此眼壓高不高，是根據個人的眼睛狀況來判斷的。

▼眼壓以外的危險因子

- 高度近視
- 體質
- 年紀增長
- 血液循環差

慢性堵塞型

原發性隅角開放性青光眼

擔任排水口濾網的小樑網因淤積物而阻塞，導致房水難以排出。

- 眼壓在正常範圍（正常眼壓性青光眼）：10～21mmHg程度
- 眼壓高：22mmHg以上

治療青光眼

使用眼藥水、雷射、手術這三種方法應對

診斷出青光眼之後，就要立刻開始治療。重點在於即使眼壓原本就在正常範圍內，也要讓眼壓低於治療之前的狀態，緩和對視神經的壓迫不讓損傷繼續加重。

讓眼壓下降
減輕視神經的負擔

要治療青光眼，第一要務在於減輕視神經的負擔。為此，治療前眼壓高的情況自不用說，就算治療前眼壓正常，改善房水的流動來降低眼壓仍是很重要的一件事。

雖說病情的進展緩慢，但是放著不處理就會逐漸惡化。因此要盡可能及早治療並持之以恆地治療和保養。

目標是抑止病情加重

青光眼的治療目標在於不要再讓視神經的損傷更嚴重。只要一輩子好好治療保養，就可以保有視力。

藥物治療
（眼藥水）
每天在自家持續點藥
（→36頁）

雷射治療
接受侵入性治療
（→38頁）

手術治療
住院後進行
（→40頁）

已經造成的損傷無法回復，
目標是要維持現狀。

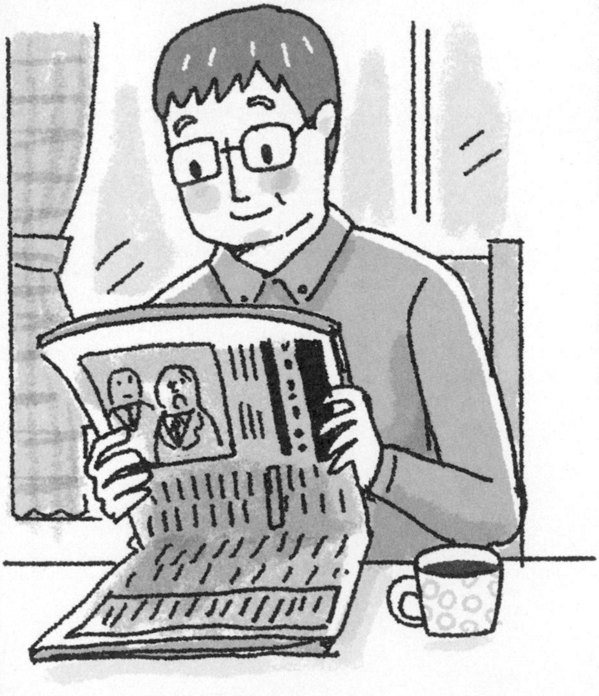

配合類型來進行治療吧

治療青光眼會根據隅角的狀態予以不同處置。如果是續發性青光眼，也有必要治療造成青光眼的疾病。

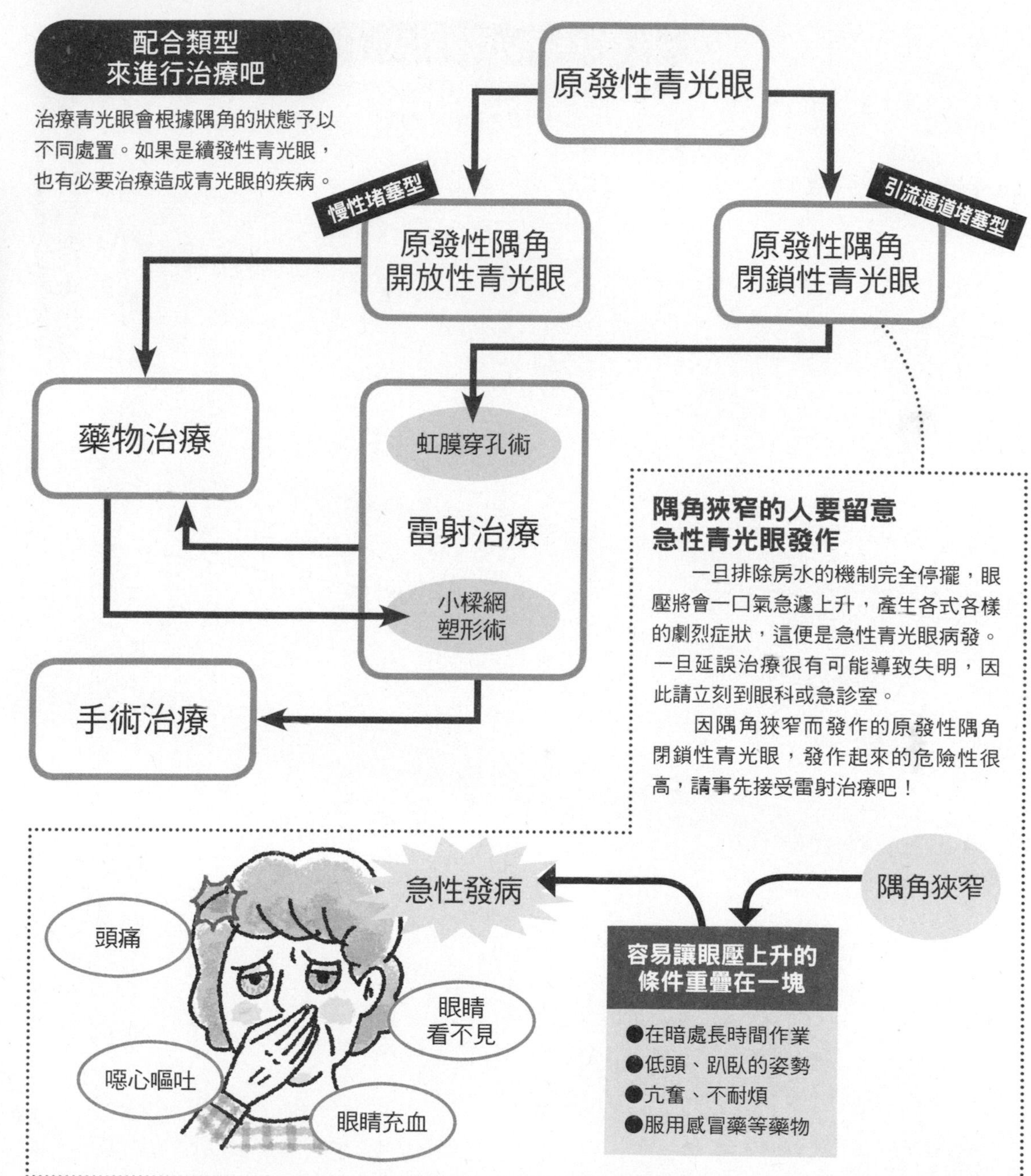

隅角狹窄的人要留意急性青光眼發作

一旦排除房水的機制完全停擺，眼壓將會一口氣急遽上升，產生各式各樣的劇烈症狀，這便是急性青光眼病發。一旦延誤治療很有可能導致失明，因此請立刻到眼科或急診室。

因隅角狹窄而發作的原發性隅角閉鎖性青光眼，發作起來的危險性很高，請事先接受雷射治療吧！

治療青光眼

點眼藥水來控制房水、降低眼壓

用來治療青光眼的眼藥水，具有抑制房水分泌量，以及促進排水的功能。目的在於減少累積在前房的房水量，進而降低眼壓。

進行有效治療的要訣

最初能透過正確使用眼藥水獲得效果。請養成「為保護眼睛而正確點眼藥水的習慣」，持之以恆地執行吧！

每天1～2次

次數會根據藥水種類而不同。請依照指示每天點眼藥水。

要確實點進眼睛裡

一手握拳並拉開下眼瞼，另一隻手持眼藥水瓶朝內眼角滴一滴藥水。

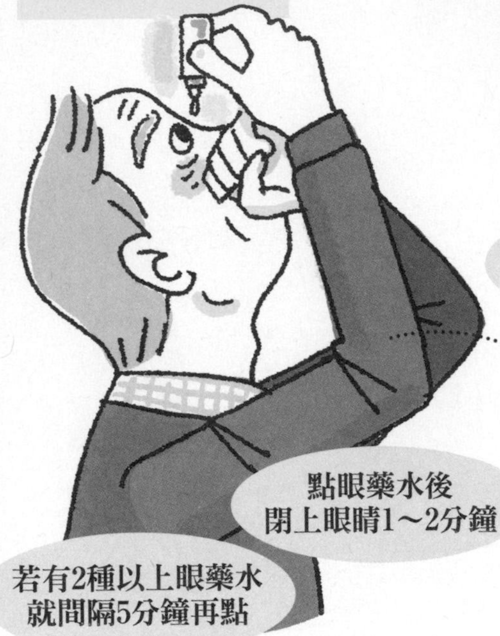

溢出的眼藥水就擦掉

「忘記點眼藥水了！」的時候

眼藥水的效果最長只能持續24個小時。原則上一旦察覺到忘記點，就要立刻在想起的時候馬上點眼藥水，不過眼藥水的種類不同，處理的方式也不同。請先向主治醫師確認。

點眼藥水後閉上眼睛1～2分鐘

若有2種以上眼藥水就間隔5分鐘再點

就算沒有自覺症狀還是要持續點眼藥水

藥物治療可說是治療青光眼的基本，只要每天都有確實點眼藥水，就能大幅減輕視神經的負擔。

接受其他的治療方法後，有時還是會被醫生要求繼續點眼藥水。

問題在於能不能持之以恆。青光眼的治療藥物使用起來會有刺痛或是眼睛充血等稱不上是良好感受的反應。一旦使用的眼藥水種類增加，就會有不太容易按順序來點的傾向。請跟醫生諮詢，配合自己的狀態開出方便使用的眼藥水。

青光眼的主要治療藥物

雖然種類繁多，但多半實際上只會使用1～2種。若是由兩種藥劑調製而成的複方製劑，只要點一次眼藥水即可。

▼複方製劑種類　（括弧內的是商品名稱）

種類	複方製劑
前列腺素類似物＋β阻斷劑	Latanoprost＋Timolol（複方舒而坦眼藥水〔XALACOM〕）
	Travoprost＋Timolol（複方舒壓坦點眼液〔DUOTRAV〕）
	Tafluprost＋Timolol（複方泰福羅坦眼藥水〔TAPCOM〕）
β阻斷劑＋碳酸酐酶抑制劑	Timolol＋Dorzolamide（複方康舒目點眼液劑〔COSOPT〕）
	Timolol＋Brinzolamide（複方愛舒壓懸浮液〔AZORGA〕）

種類	一般名稱	主要商品名稱	效果	對房水的作用		對眼睛的副作用	注意事項
				促進排出	抑制分泌		
前列腺素類似物	Latanoprost Travoprost Tafluprost Bimatoprost Unoprostone	Xalatan Travatan Z Tapros Lumigan Rescula	◎	✓		虹膜和眼皮色素沉澱，睫毛隨之增加，上眼皮凹陷等。	溢出的藥水若放任不理容易讓皮膚產生黑斑。
β阻斷劑	Timolol Carteolol Levobunolol Betaxolol	Timoptol Mikelan Mirol Betoptic	○		✓	刺激感、發癢。	可能會影響心臟和氣管。有氣喘的人不能使用。
α_1-β阻斷劑	Nipradiolol	Nipranol Hypadil	○	✓	✓		
α_1阻斷劑	Bunazosin	Detantol	△	✓		充血、刺激感。	幾乎沒有。
碳酸酐酶抑制劑	Dorzolamide Brinzolamide	Trusopt Azopt	△		✓	刺激感、發癢、充血等。	幾乎沒有。
α_2刺激劑	Apraclonidine Brimonidine	Iopidine UD Aiphagan	△	✓	✓	結膜蒼白、散瞳※、結膜炎炎等。	嘴巴乾，鼻子乾燥等。
交感神經刺激劑	Dipivefrine	Pivalephrine	△		✓	結膜過敏、散瞳等。	嘴巴乾，鼻子乾燥等。
副交感神經刺激劑	Pilocarpine	Sanpilo	△	✓		看東西覺得昏暗朦朧、充血、視力低下等。	容易流鼻水。

※散瞳＝放大瞳孔

治療青光眼

用雷射治療讓房水易於排出

若是排水路徑嚴重堵塞，甚至完全無法排水，那麼單靠點眼藥水是無法控制房水量的。要先用雷射治療做出引流房水的路徑。

主要的方法有兩種 根據類型來選擇

雷射治療有很多種，但是以促進排出房水為目的的，主要是下面這兩種方法。

引流通道堵塞型

雷射虹膜穿孔術

用雷射在虹膜上開一個小孔，讓房水可以從這裡排出。

虹膜雖然開了一個孔，但用肉眼看不出來。

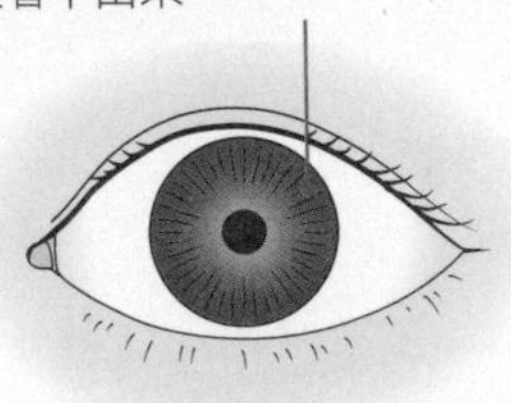

在虹膜上開孔，房水就能由此流進隅角並排出。

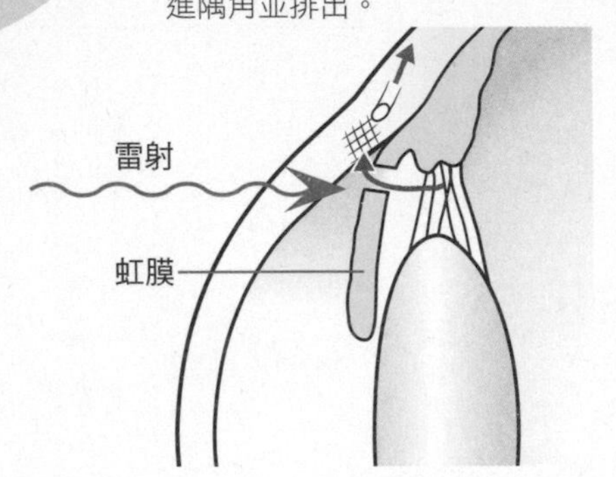

慢性堵塞型

雷射小樑網塑形術

用雷射打在發生堵塞的小樑網上，藉此擴張網眼。

用雷射照射虹膜邊緣大約半圈。

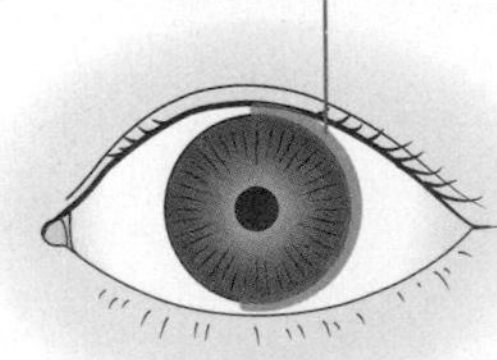

雷射照射到的纖維會收縮並拉動其他纖維，藉此撐開網眼。

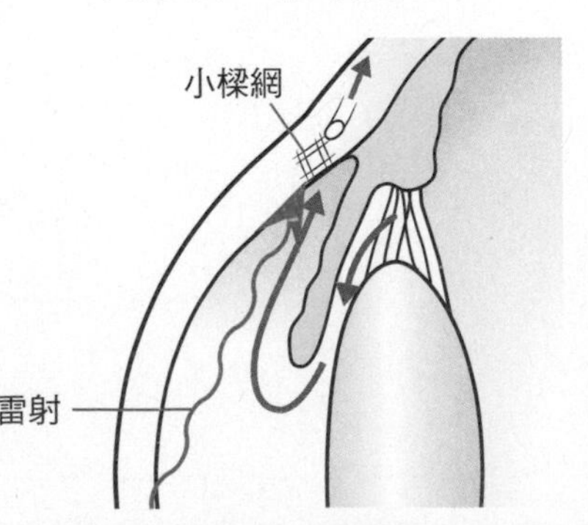

雷射治療的步驟

每一種方法基本上都是可以當天回家，用不著住院。

眼藥水

治療後眼壓容易暫時升高，所以要點可以預防眼壓升高的藥水和麻醉藥。

雷射照射

戴上特殊的手術用隱形眼鏡後坐在裝置前面，在頭部受到固定的狀態下接受雷射照射。即便照到雷射光也幾乎不會有痛楚。

雷射虹膜穿孔術：10～20分鐘左右
雷射小樑網塑形術：5分鐘左右

觀察狀況 1～3小時

再點一次防止眼壓升高的眼藥水後，檢查眼壓的狀態。視狀況而定給予治療藥物。若沒問題就可以回家。

前往眼科門診確認術後狀況

手術後有時會有發炎等症狀。大多都會自然痊癒，不過若有必要，還是要使用類固醇藥物進行治療。

復發的話……

看眼睛的狀況來決定是要再次接受雷射治療還是動大手術。請跟醫生詳談，思考今後的治療方針。

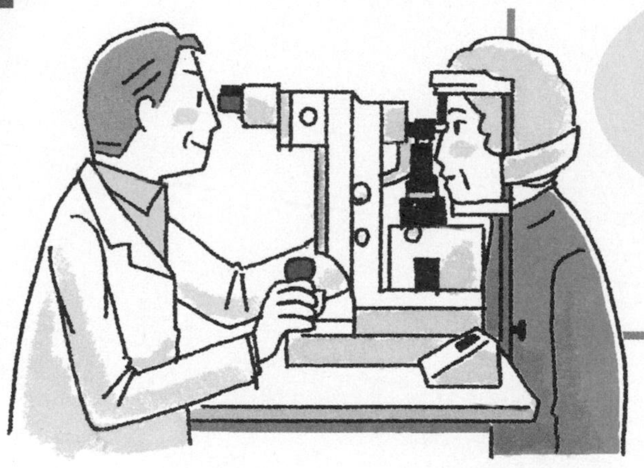

坐著不要動，看向醫師要求的方向即可。

雷射治療的目的也是降低眼壓

雷射治療的目的也是在於減少囤積的房水量以降低眼壓。隅角狹窄、引流通道堵塞的時候，雷射虹膜穿孔術會是治療的首要選擇。術後要觀察眼睛的狀況來判斷是否要進行藥物治療。

雷射小樑網塑形術，是隅角沒有狹窄、持續使用藥物治療眼壓都沒有下降時會嘗試的術式。此療法是用以輔助藥物的治療法，大部分在術後還是會繼續進行藥物治療。

治療青光眼

植入導流管引流出房水的手術

有時也會出現眼藥水和雷射都無法解除房水排出路徑受阻的狀況。這個時候，就要考慮製造新的排出路徑，動手術設置充當排出路徑的導流管。

目的是要製造新的房水排出路徑

讓房水從新的排出路徑流到眼睛外，好讓周圍的組織吸收掉的手術稱之為「濾過手術」。需要住院7～10天左右，手術後花時間調整狀態，有時可能會延長住院時間。

若症狀輕微還有單純擴張的方法

若症狀輕微有時就會選擇不開孔，而是只進行切開並擴張小樑網和許萊姆氏管的小樑網切開術。不切鞏膜，從角膜插入專用器材（TRABECTOME）後動手術也是一種方法。

製造新的排出路徑 小樑網切除術

在鞏膜和虹膜上開孔，製造出供房水通過的通道。被排到結膜下面的房水會逐漸被微血管吸收。

治療卻沒能獲得充分效果／受以前動過的手術影響，導致一般手術困難等。

薄薄撕開結膜和鞏膜，在鞏膜和虹膜上開孔

在撕開面塗上預防癒合的藥

把鞏膜和結膜蓋回孔洞後縫合

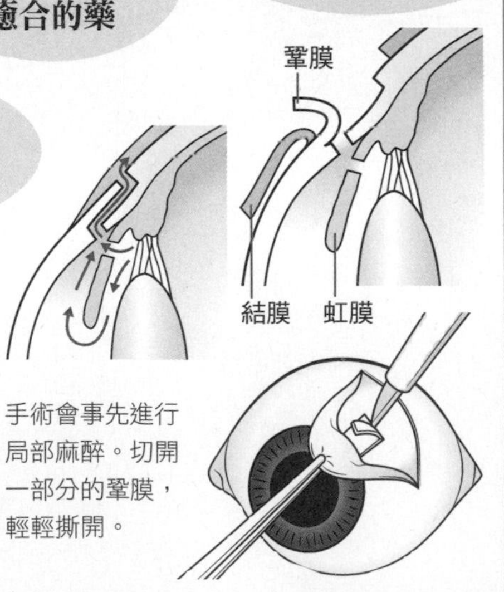

手術會事先進行局部麻醉。切開一部分的鞏膜，輕輕撕開。

術後

眼壓沒有變化➡用雷射切斷縫合線做調整。

眼壓下降太多➡再度縫合做調整。

若其他的治療效果不佳那就動手術吧

青光眼的手術著重在眼壓調整、出血處理等術後管理上。結膜體下的房水累積處（濾過泡）若有細菌入侵就會發生感染，屆時有可能透過鞏膜上的開孔擴散到眼球內部，即便手術過後多年，這種危險性也不全然是零。

儘管如此，若其他的治療無法降低眼壓，有較大的失明風險，最好還是選擇動手術。請跟醫師好好商量然後做決定。

有報告指出房水引流導管植入手術跟傳統方法相比治療效果佳，併發症也少。但此手術的發展歷史尚淺，因此僅會在認為傳統手術方法難以處理現況的時候施行。

安裝導流管 製作出不會堵塞的排水路徑

房水引流導管植入手術

2012年開始適用於日本保險理賠的新手術方法。植入作為排水路徑的醫療器材，確保房水可以流出。

只植入導管

跟小樑網切除術一樣要動手術，在鞏膜插入不鏽鋼製的小器材，以此製造出房水可以流出的通道。跟小樑網切除術相比，鞏膜的傷口較小，也不用傷到虹膜。

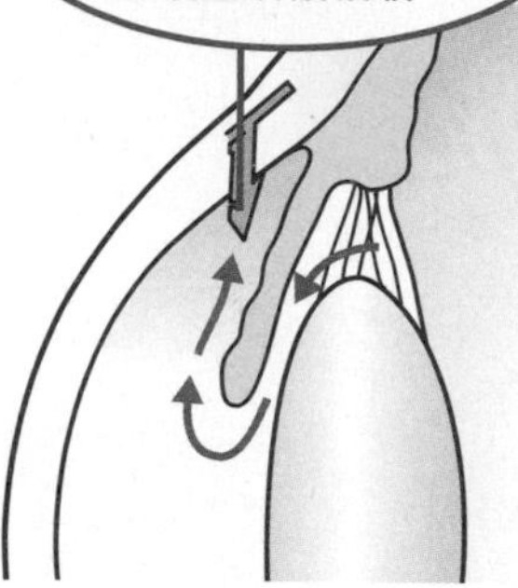

附加引流板

使用矽膠製的導管和引流板。切開結膜後，將引流板縫在鞏膜上，再將導管插進前房。

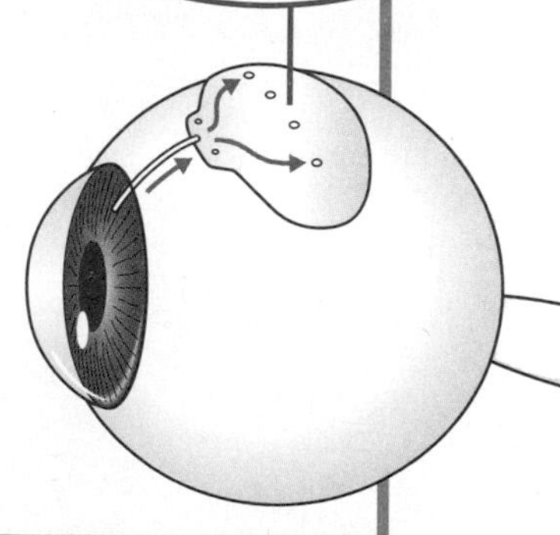

要注意併發症

植入導管的治療方法跟傳統手術相比，優點在於導出的房水量較能維持一定。

但另一方面，因為器材一直放在眼睛裡，因此容易發生器材位置錯位、感染等併發症。所以手術後一定要定期回診，觀察植入器材的狀況。

COLUMN

要和眼科醫生一同持之以恆地奮鬥下去

▼必須用心的4個要點

養成活動身體的習慣
持續正確地點眼藥水
不要抽菸
持續去醫院檢查

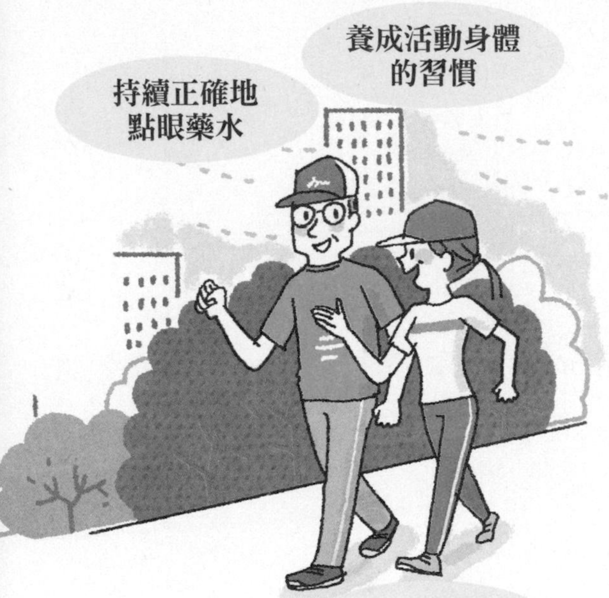

全部交給醫生不夠全面 有很多事自己也能辦到

一次喝下許多水或是趴著睡覺，都會暫時讓眼壓上升。不過在很多情況下，視神經受損的主要原因並非來自於這些暫時性行為，而是日常生活中的習慣。

在自己能夠做到的事情中，最有效的就是按照指示持續點眼藥水。雖是理所當然，但這個作法是最確實有效的。只要持續進行藥物治療，跟主治醫師的連繫就不會斷絕。定期去檢查眼睛也就比較能放心。

另外，血液循環差也是視神經損傷的要因之一。因此還請多活動身體以及不要抽菸，這些都能幫忙保護眼睛。

青光眼無法只憑一次的治療就說「根治了」。也因為這樣，有很多事情是必須要靠自己自發去做的努力。

3

治療好白內障
就放寬心生活吧

白內障是年老之後一定會發生的疾病。
淡然接受雖然也是一種想法，
不過視物不清的狀況解除後，優點會比預料中的還要大。
現今左右手術後視物狀況的人工水晶體種類增加許多，
為了做出最佳選擇，還請先充實正確知識。

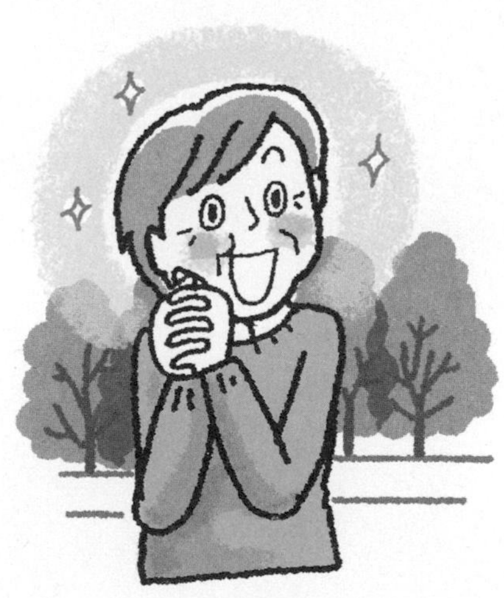

心理建設

任何人都會發生。動手術的時間點可以自己決定

白內障是相當於相機鏡頭的水晶體逐漸變混濁的疾病。

雖說是疾病，但其實是年紀增長後會產生的正常現象。用不著急著治療，可以冷靜下來再做應對。

到底發生了什麼事？

好、好刺眼！

長期使用下來「鏡頭」變得混濁

水晶體的功用就跟相機鏡頭一樣，負責使光線折射聚焦。原本水晶體是透明的，但隨著年齡增長，水晶體裡頭的蛋白質會變質，進而產生混濁。

這是眼睛只要長期使用，或多或少都會出現的現象之一。

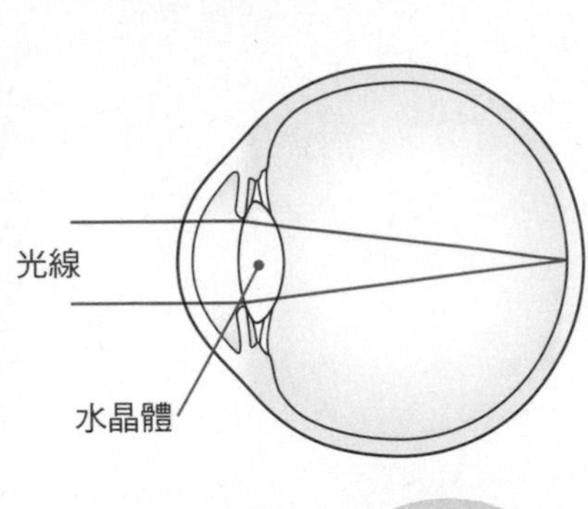

一旦產生混濁……

光線會散射，造成刺眼現象

抵達視網膜的光線量減少導致視力模糊

光線

在暗處會看不清楚

混濁的水晶體

影像重疊

視力變差

有些人會感覺老花眼暫時痊癒了（→46頁）

到底該怎麼辦才好？

若感覺生活不方便就動手術吧！

要消除透過混濁水晶體看到的模糊感，唯一的方法就是動手術將水晶體替換成新的人工水晶體。

雖然白內障不是會急速發展到讓人失明的疾病，不過看不清楚會造成生活不便，還請不要置之不理。

▼自己可以決定的事

去動手術？

動手術可以讓視野變清晰。不過調整焦距這方面也會變得比較困難。

想動手術的話要去哪裡？

現在有不少設施都有提供當天就能回家的手術，不過手術後必須頻繁回醫院檢查。因此交通位置方便也是選擇醫療設施的要點之一。

要換成怎樣的人工水晶體？

現在的人工水晶體種類繁多，特徵也各異。重要的是要配合自己的生活型態來挑選。

幾時動手術？

由於術後一個月看東西都還不是很穩定。因此仍未退休的人有必要在工作行程表中規劃出能夠配合的時間點。

雖是正常現象但也用不著忍耐

身體組織年年都在變化。年過四十後，就算被診斷出有白內障也沒什麼好驚訝。

白內障的病情進程總括來說相當緩慢。因此觀察狀況一陣子也是選項之一。不過由於這是可以用相對安全的手術恢復清晰視野的疾病，因此也用不著忍耐。

看不清楚，不只會造成生活上的不便，還會降低生活品質。

或許有人會出於不安而懷有「我不想動手術。」的想法，不過恢復清晰視力對生活的影響出乎意料的大。用不著無謂害怕，可以先想清楚再選一個適當的時期來動手術。

何謂白內障

症狀依水晶體的混濁類型而稍有不同

水晶體是一點一點地慢慢變混濁。些許混濁的程度甚至不太會有自覺症狀。雖然大多是隨年齡增長而有的現象，不過也有起因於痼疾或長期使用藥物的狀況。

雖然大多都是老年人才有但有時也有其他原因

水晶體逐漸混濁的原因有九成是因為年齡增加，所以又叫「老年性白內障」。最多的類型是從外側開始混濁，不過也有從核心開始混濁的情況。

剩下的一成，以成人的情況來說，主要是受到糖尿病、異位性皮膚炎等疾病，或是長期服用的藥物、眼部疾病等影響而產生的白內障，有些人甚至未滿四十歲就發病。

雖說案例較少，但畢竟還是有並非起因於年齡大的實例，因此確定水晶體混濁以後就要先確認原因。

混濁的類型與症狀

初期展現的症狀會根據水晶體的混濁類型而有些許不同。只要混濁的程度變嚴重，每一種都會造成視力不良的情況。

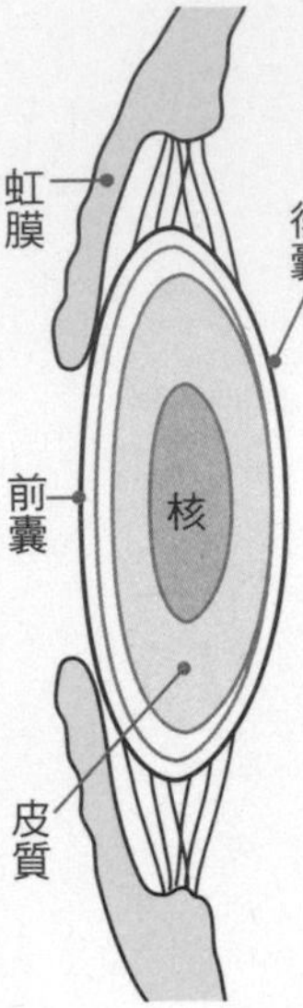

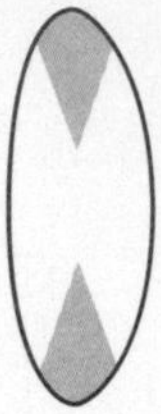

皮質白內障

從外側開始呈楔形混濁

- 初期缺乏自覺症狀。
- 有病患說會覺得刺眼，或在暗處看不清楚。

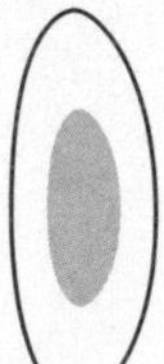

核型白內障

從中心部位的核開始混濁

- 核變硬之後導致光線屈折率改變，有老花眼的人會暫時覺得看近物變得比較清楚。

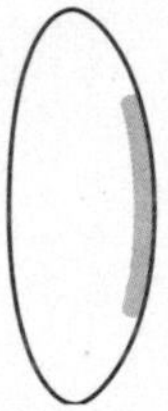

後囊下型白內障

從後側的中心部位開始混濁

- 比較早就開始出現視力不良的狀況。
- 有糖尿病或長期服用類固醇藥物的人大多會有這類型的白內障。

接受檢查確認眼睛的狀態

確認水晶體混濁就能確診為白內障。不過視力模糊等症狀尚不能確定起因是否為水晶體混濁，仍然有必要先調查是否有其他因素。

看診

先整理可能被問及的問題並彙整起來

（→20頁）

特別重要的資訊

●有無糖尿病、異位性皮膚炎

●關於常用的藥品

★類固醇藥物、治療青光眼的Pilocarpine等，都是長期使用後容易產生白內障的藥品。

★若有服用讓血液不易凝固的抗凝血藥、前列腺肥大症的治療藥（α_1阻斷劑）會妨礙手術進行。還請事先告知醫生。

視力檢查

混濁情況越嚴重矯正視力效果也越差

（→22頁）

裂隙燈顯微鏡檢查

一眼就能確認水晶體的混濁狀況

（→24頁）

沒有混濁的健康眼睛

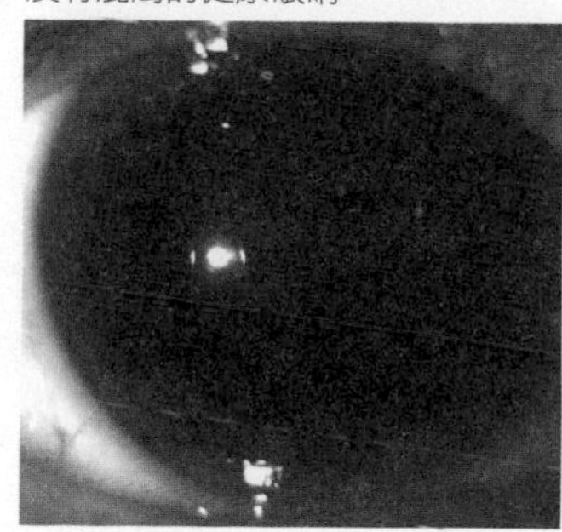

有白內障的眼睛

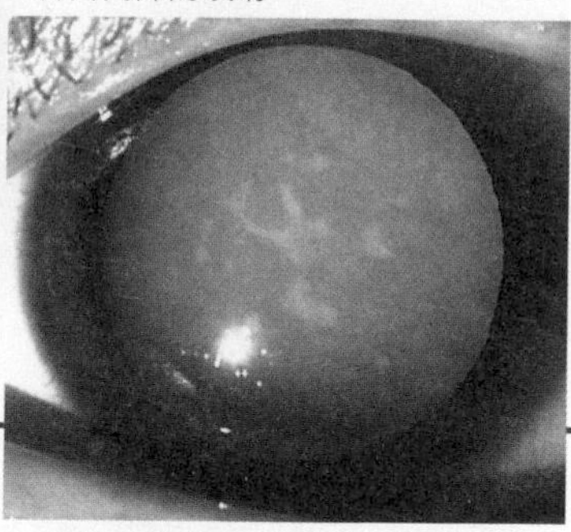

也要事先確認有無其他眼睛疾病

到了容易因為年齡增長而罹患白內障的年紀時，通常其他眼睛疾病也會找上門，為求謹慎還請檢查眼球整體。若是發現其他疾病，有可能會改變治療方針。

眼壓檢查

（→24頁）

眼底檢查

（→25頁）

OCT（光學同調斷層掃描）檢查

（→25頁）

決定要動手術的話會做更詳細的檢查

（→50頁）

治療白內障

及早決定還能改善認知機能和抑鬱狀態

已經混濁的水晶體無法再恢復透明，動手術置換成人工水晶體是換回清晰視野的唯一方法。若是生活不便感變強烈的話就考慮看看吧！

主要的選項有兩個

雖說都是白內障，但混濁程度因人而異。不妨藉由比較當下狀態和手術後可能會有的變化來思考如何應對吧！

觀察狀況一陣子

假如不會感覺不方便，那就留意減少紫外線、抽菸等加速老化的原因，然後觀察狀況即可（→86頁）。

有時醫生會開立眼藥水，不過那並不能消除混濁，因此無法阻止白內障繼續發展。

不便感強烈

混濁變嚴重

發展中的白內障是引起青光眼等疾病的主要原因（→32頁）

預定為了其他眼睛疾病動手術

有時也可精簡成動一次手術就解決（→26頁）

▼白內障會用到的眼藥水（括弧內是商品名稱）

●Pirenoxine（Catalin®、Kary Uni®） 目的在於預防蛋白質變質。報告指出未滿六十歲的輕度皮質型白內障有獲得抑制病情的效果。
●Glutathione（Tathion®） 據說有抗氧化作用。

動手術替換成人工水晶體

模糊狀況會一口氣消失。不過人工水晶體不像原本的水晶體那樣可以變化厚度來聚焦。因此挑選人工水晶體要謹慎（→52頁）。

也是有需要謹慎判斷的時候

●全身狀況很差
→等病況穩定後再來考慮動眼部手術。

●角膜狀況很差
→要是因為白內障手術而惡化，屆時就必須進行角膜移植。

恢復成「看得見的眼睛」好處頗多

隨著看東西越來越不清楚，生活因此大受限制，情緒也跟著消沉。憂鬱的心情會給認知功能帶來負面影響。動手術讓眼睛看得清楚，可以斬斷這種惡性循環，並提高生活品質。

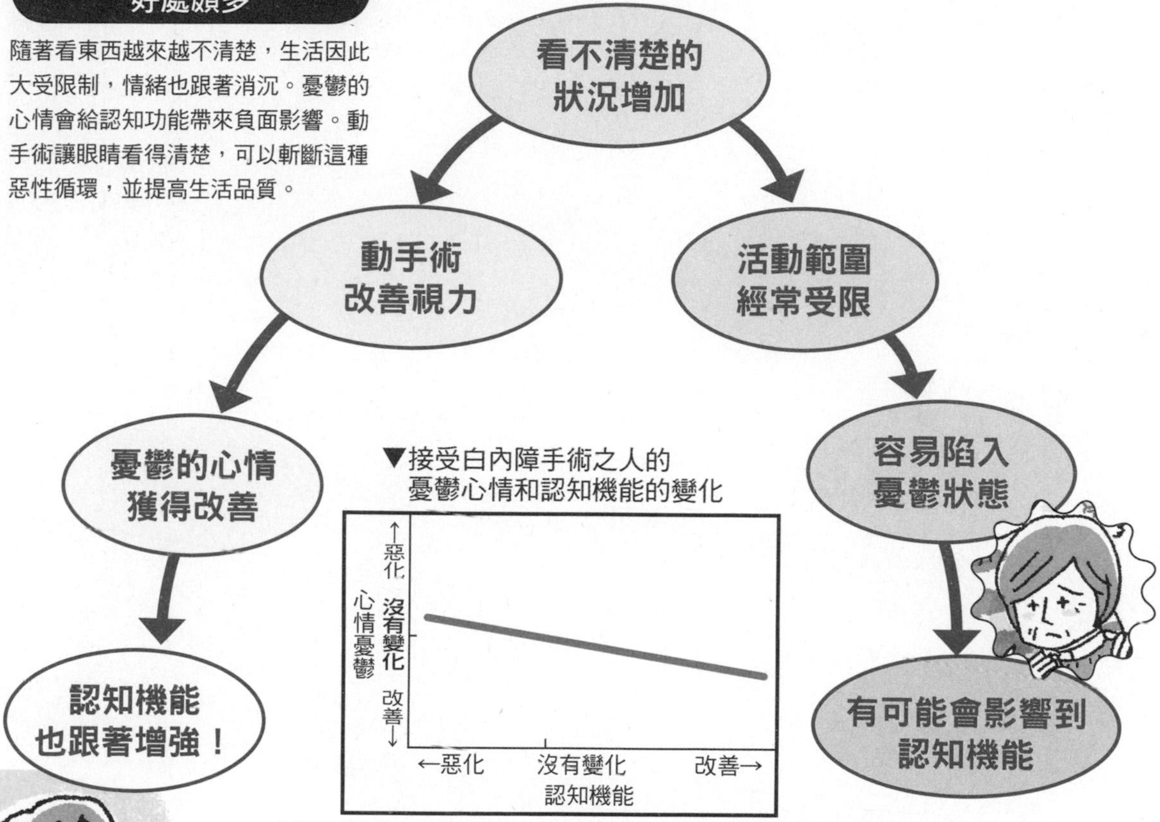

看不清楚的狀況增加

動手術改善視力

憂鬱的心情獲得改善

認知機能也跟著增強！

活動範圍經常受限

容易陷入憂鬱狀態

有可能會影響到認知機能

▼接受白內障手術之人的憂鬱心情和認知機能的變化

↑惡化
心情憂鬱
沒有變化
改善↓

←惡化　沒有變化　改善→
認知機能

（根據石井晃太郎於日本白內障學會誌Vol.27.2015發表之內容製作）

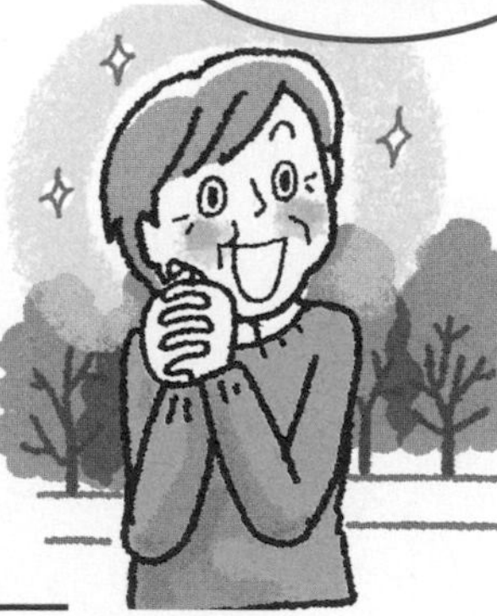

有的時候也會需要家人推一把

雖說病情不會急遽惡化，但看不清楚的狀況不處理只會壞處多多。在調查患者接受白內障手術的前後心情轉變和認知機能變化後，發現視力狀況越良好，憂鬱的狀態就越能改善；而憂鬱狀態越輕微，認知機能也就越發改善。（見上方圖表）

對於很難主動積極決定動手術的患者，就要考慮由家人在背後推一把。因為年齡越大，前往醫院的負擔也越大。因此還請儘早做出決定。

治療白內障

將水晶體替換成新的人工水晶體

白內障手術就是除去變混濁的水晶體，然後放入替代用的人工水晶體。可以用相對安全的方式讓患者看到清晰的世界。

手術前要做足檢查 充分商量討論

一旦決定要接受手術就會重新做檢查。關於要放哪種人工水晶體請跟醫生好好討論，然後由患者自己做決定。

手術前要做的事

- 重新檢查並確認眼睛和全身的狀態。
- 選擇人工水晶體的種類。（→52頁）
- 為了決定人工水晶體的度數，要做屈光檢查（→23頁）、檢測角膜屈光力、檢測角膜到視網膜的距離等各項檢查。

手術本身只要20分鐘左右就結束

消毒眼睛，麻醉之後就會罩上只留下眼睛的手術用布，接著開始動手術。若是左頁的方法，那麼手術本身只要20分鐘左右就會結束。

注意!

接受過角膜塑形手術（→56頁）的人，一定要提供能夠說明術前眼睛狀態的完整資料。請事先向動手術的醫療機構申請。

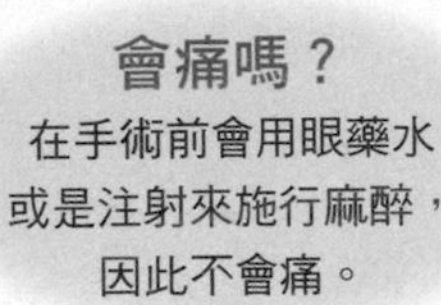

會痛嗎？

在手術前會用眼藥水或是注射來施行麻醉，因此不會痛。

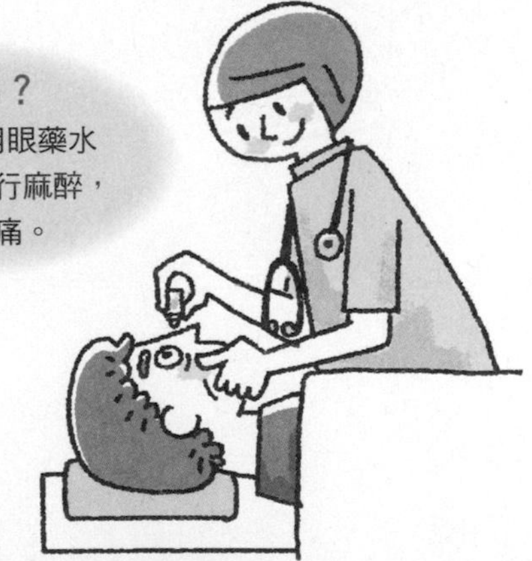

會看見什麼嗎？

只會看到從正上方照射下來的照明光線明亮眩目。

可以一次進行雙眼的手術嗎？

由於術後有幾天的時間都要戴著眼罩，基本上是一次一隻眼睛，從混濁程度嚴重的眼睛開始手術。空個數日～一個禮拜左右的時間，再進行另一眼的手術。

主流方法是震碎水晶體後吸出來

摘除混濁水晶體的方法，現在最多人使用的是超音波晶體乳化術。

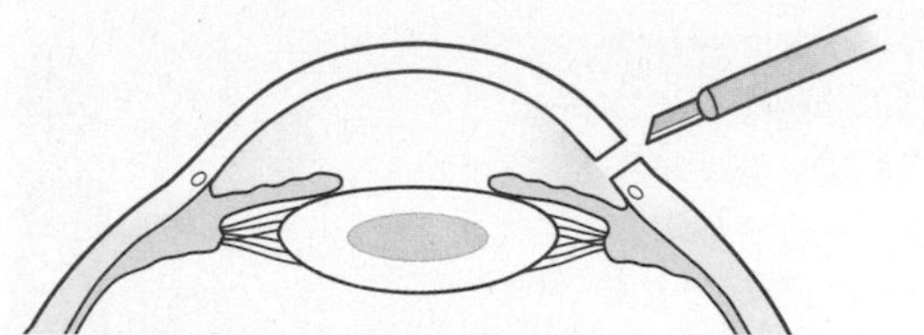

做完局部麻醉後，切開角膜一端約2公釐，插進手術器材。切除包住水晶體的膜的上側（前囊）。

▼

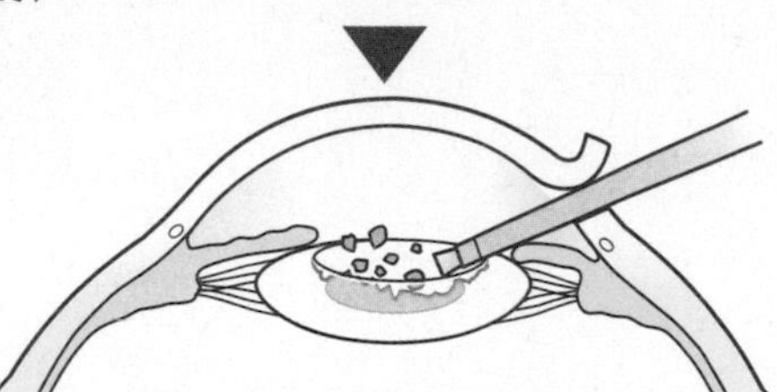

把水注入水晶體內，用超音波震碎核，抽吸粉碎的核和皮質後留下周圍的膜（前囊的周邊和後囊）。

▼

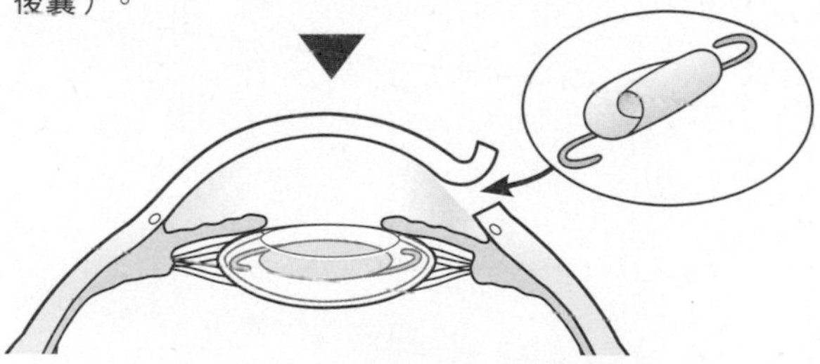

摺疊人工水晶體，放進前囊和後囊之間。連接在水晶體上的支柱會展開固定。由於角膜的傷口會自然封起來，所以不用縫合。

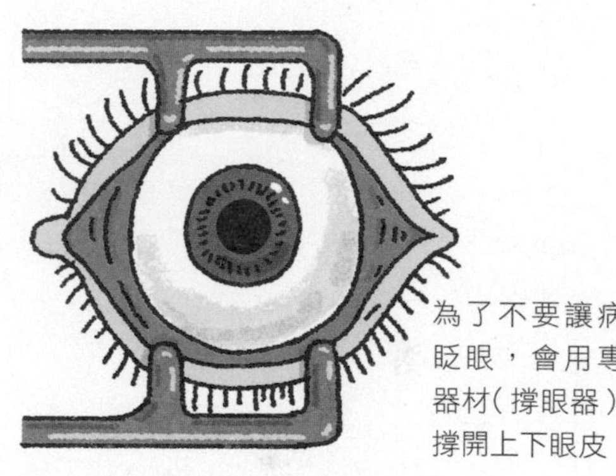

為了不要讓病患眨眼，會用專用器材（撐眼器）來撐開上下眼皮。

若病情嚴重 採用連核一併取出的方法

白內障若進展到核變硬等情況，就會無法順利用超音波震碎。這時就要切開鞏膜，將水晶體連同核一併取出，放進人工水晶體後再縫合鞏膜（水晶體囊外摘除術）。

手術本身帶來的負擔很少

在白內障手術中，以超音波晶體乳化術造成的傷口較小且沒有必要縫合，因此也就不會受到太大的負擔。也有不少人的感想是一下子就結束了。

人工水晶體幾乎都是壓克力製的柔軟產品，上頭有著兩根用來支撐水晶體的支柱（支撐腳），能夠讓產品自然地固定在原本水晶體所在的位置，並且避免錯位。

白內障雖然會雙眼一起混濁，不過也有單眼特別混濁的情況。這個時候就先選擇混濁特別嚴重的眼睛動手術，另一隻眼睛則是觀察一陣子後再做決定吧！

治療白內障

選擇合適的人工水晶體，幫助生活變輕鬆

放進眼中的人工水晶體，基本上可以用一輩子。不過看東西的方法會跟以前不一樣。請事先謹慎考慮，決定要選怎樣的水晶體好舒適地度過未來。

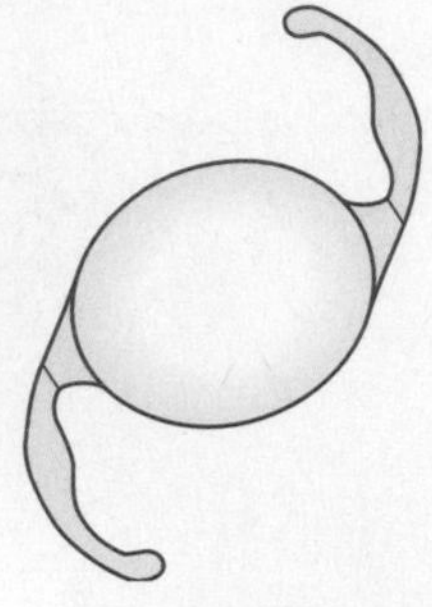

日本的人工水晶體直徑約6公釐左右。為了阻斷紫外線而呈現淡黃色。

人工水晶體的種類與特徵

之所以「看得清楚」是因為焦點落在視網膜上。選擇人工水晶體的重點在於，想讓焦點在看多遠的東西時對焦在視網膜上。

種類	特徵	說明
單焦點人工水晶體	●只能在一定的距離下對焦。 ●可以配合想要對焦的距離，決定人工水晶體的度數。 全民健康保險適用	**適合看近物** 看遠的東西會覺得模糊 ⇒用眼鏡調整 近的東西可以看得清楚 **適合看遠物** 看近的東西會覺得模糊 ⇒用眼鏡調整 遠的東西可以看得清楚
多焦點人工水晶體	●可以用單一水晶體在近處和遠處對焦。 ●要花一些時間習慣。 全民健康保險部分給付（自費）	不管是看哪個距離的東西，都會在視網膜上呈現出有對焦的像和模糊的像。但是大腦只會從中擷取有對焦的像並加以識別。

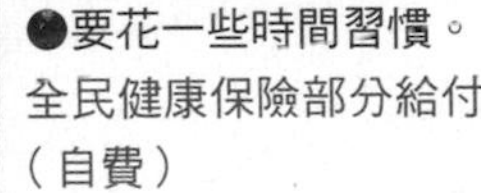

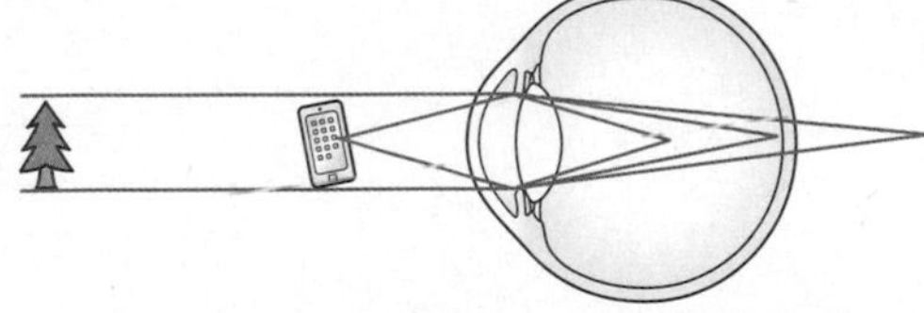

也有矯正散光的人工水晶體

角膜的弧度一旦變形，就會形成看到多個影像的散光。可藉由修復角膜變形的水晶體（矯正散光人工水晶體）一併矯正散光。

人工水晶體的焦點位置各有不同

即便是只能在一定距離內對焦的單焦點水晶體，只要充分考量日常生活中常看的距離做出選擇，就能過上舒適的生活。

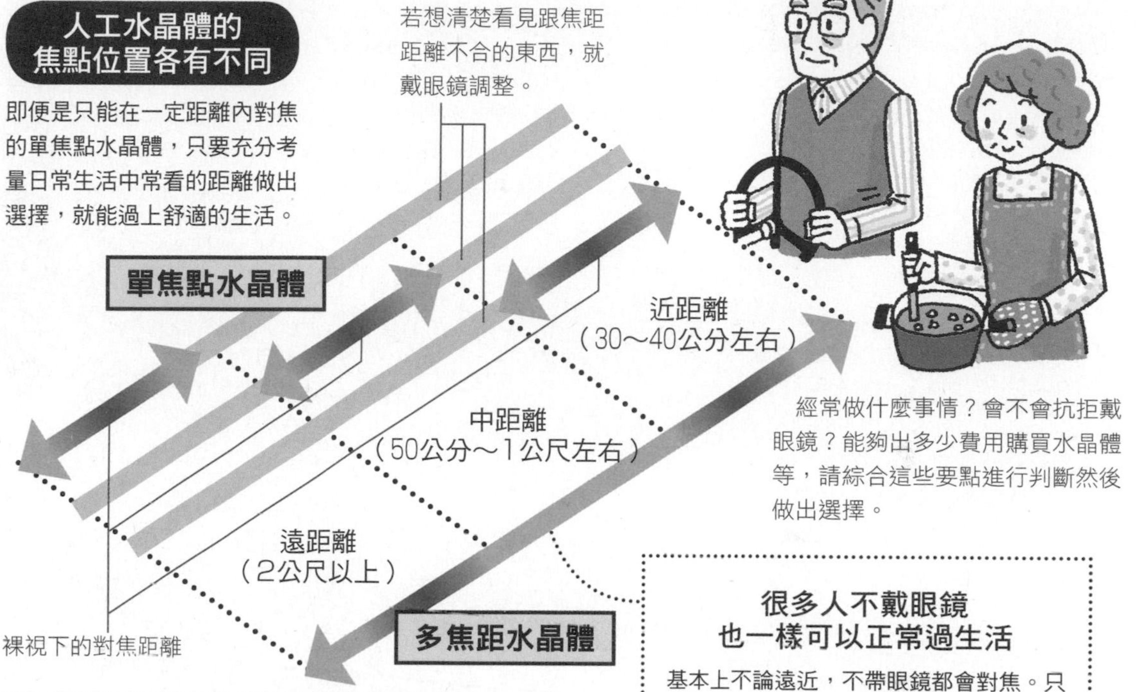

若想清楚看見跟焦距距離不合的東西，就戴眼鏡調整。

單焦點水晶體

近距離（30～40公分左右）

中距離（50公分～1公尺左右）

遠距離（2公尺以上）

裸視下的對焦距離

多焦距水晶體

經常做什麼事情？會不會抗拒戴眼鏡？能夠出多少費用購買水晶體等，請綜合這些要點進行判斷然後做出選擇。

很多人不戴眼鏡也一樣可以正常過生活

基本上不論遠近，不帶眼鏡都會對焦。只不過單焦點水晶體在對焦功能上比較薄弱，在暗處會看不清楚。因此戴眼鏡調整來看東西會比較輕鬆。

一旦選多焦點水晶體連檢查都要全額自費嗎!?

在日本現行的健保制度下，只要接受不在保險規範內的治療，原則上就是要全額自費。不過，在滿足一定標準的醫療機構進行多焦點人工水晶體的白內障手術（水晶體重建術），需要全額負擔的就只有水晶體和手術費用，看診．檢查皆適用健康保險。

而台灣全民健保的白內障手術，看診、檢查按一般門診分攤收費，手術所需的植入器及滅菌卡匣等材料均已含括於健保給付的「水晶體囊內（外）摘除術及人工水晶體置入術」，若選擇特殊功能人工水晶體只需自費支付差額即可。但55歲以下的患者若要進行白內障手術，即使是選擇一般人工水晶體，也必須事前向健保轄區分局申請核准，否則皆需自費。

配合生活型態來挑選水晶體

人工水晶體基本上放進眼睛後就可以用一輩子。請審視自己的生活型態，思考哪種水晶體對生活最有利。經常進行手邊作業的人就選近距離焦距，經常開車等要看向遠處的人就選遠距離焦距吧！

若只有一隻眼睛動手術，就必須要考慮到術後兩隻眼睛的視力平衡。

手術後的注意事項

手術後也要定期回診，持續點眼藥水

即使手術本身平安結束，依然有可能因為術後沒做好保養而產生併發症。患者本身的自我管理，將會是左右術後過程的重要因素。

手術後的居家照顧須知

雖說白內障手術相較來說比較安全，但也不能說術後沒問題的機率是零。還請妥善地照顧保養。

當天

用眼罩保護眼睛，避免細菌從傷口入侵到眼球。一般來說都是動完手術當天即可回家。

第二天以後

使用可以抑止發炎・防止感染的眼藥水，連續幾天都要回診。可以卸下眼罩讓動過手術的眼睛看東西或閱讀，但是不能到疲勞的地步。要等醫生許可才能洗頭・洗臉。

持續點眼藥水

即使回診的間隔時間變長，也要按照指示持續使用眼藥水。

多少有點不適

感覺眼睛有異物感、刺眼、看東西略白或略綠的不適感會減緩下來。

當心眼內炎

眼睛內部一旦發生感染，視力會急速下降、眼睛充血和疼痛，甚至有失明的危險。因此一定要持續點眼藥水，好好預防眼內炎。

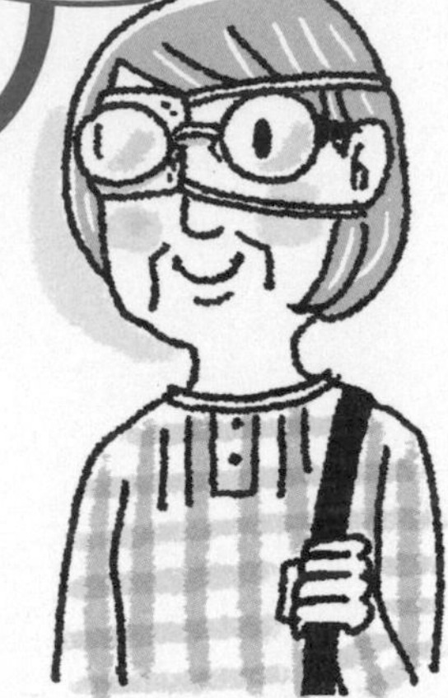

眼罩的配戴方法和配戴天數都要遵照醫生指示。

雖然要花時間適應但遲早會習慣

放入人工水晶體後，很多情況下使用至今的眼鏡、隱形眼鏡都不再合用。不過請等到視力穩定後再去配新的眼鏡。

在習慣透過人工水晶體視物之前，需要花上一點時間。請不要著急，慢慢地觀察這個過程吧！

看東西的不適感很強烈時

即便模糊感消失，有時也會產生「沒法對焦」的新煩惱。基本上用不著再動手術，只要戴眼鏡調整即可。

等身體習慣下來

特別是多焦點水晶體，要花一段時間才能習慣看東西的方法。先觀察幾個月看看。

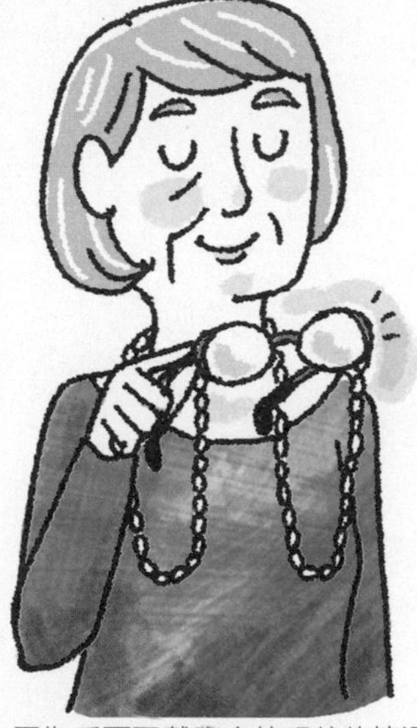

因為反覆配戴跟拿掉眼鏡的情況變多，添加鏈條會更便於使用。

再動手術也不是不可能

若不適感太過強烈，也是可以再動手術，不過考量到對眼睛的負擔建議最好不要。

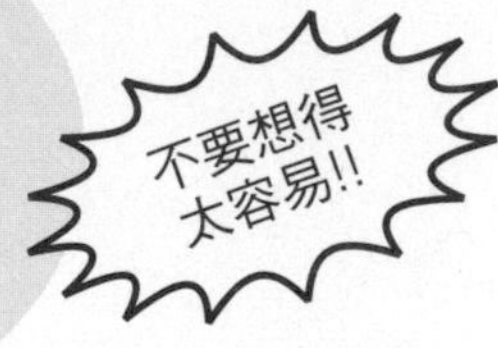

最佳方法是戴眼鏡調整

配合眼睛跟想看的東西之間的距離，戴眼鏡調整焦距。

不要使用隱形眼鏡

置入人工水晶體的眼睛雖然可以戴隱形眼鏡，可是配戴跟拔除很費工夫，所以使用的人不多。

視力穩定

在習慣使用人工水晶體看東西之前，可能要花上幾個禮拜適應。

1成左右

續發性白內障

動手術幾個月～幾年後，若再度產生模糊現象就要找醫生諮詢。

用雷射治療根治

視力模糊的原因，在於充作人工水晶體器皿的後囊上皮細胞增生。只要用雷射治療，模糊狀況馬上就會消失，再也不會發生。

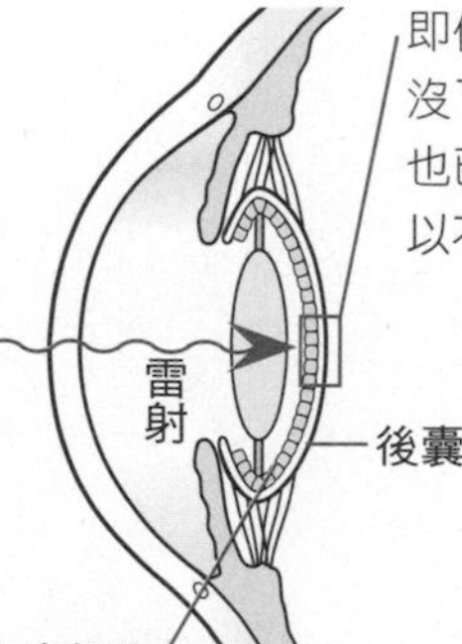

即使後囊的一部分沒了，人工水晶體也已經固定住，所以不用擔心鬆脫。
雷射
後囊
增生的上皮細胞

COLUMN

高度近視的人比較容易罹患眼疾

即便視力矯正效果良好還是要定期檢查

罹患眼睛疾病的人之中有不少人原本就有高度近視。高度近視的人，眼球特徵為細長型。由於眼球表面到視網膜之間的距離較長，因此會在視網膜前方聚焦。

眼球長短本身深受遺傳影響，沒辦法治療。不過眼球長會給予眼睛的各部位多餘負擔。

有高度近視的人，即便有良好的矯正視力，還是要勤上眼科做檢查。

高度近視的眼球會往前後拉長

視網膜等部位長期受到拉扯造成不小的負擔

成為視網膜病變、黃斑部病變、青光眼等眼睛疾病的主要發病原因之一

即便用角膜塑形手術矯正了視力也沒法減少罹病危險性

角膜塑形手術就是將角膜表面削薄，改變屈光力藉此矯正近視。由於並不會改變眼球本身長度，因此高度近視的眼球所具備的危險性並沒有減少。

4

驟增的老年性黃斑部病變和視網膜病變

在可以接收光線的視網膜當中，
功能格外重要的黃斑部所產生的老年性黃斑部病變，
在歐美地區是成年人失明的首要原因，
也是日本案例急起直追的危險眼部疾病。
除此之外，視網膜還有許多種疾病。
還請接受適當治療，守護「看得見的眼睛」。

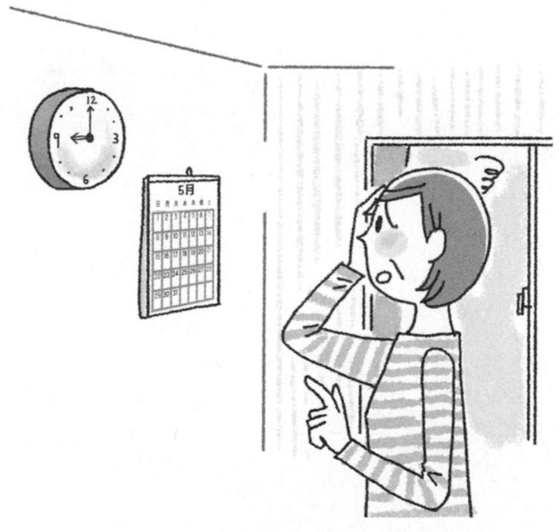

心理建設

以早期發現・早期治療來遏止病變！

遍布眼底的視網膜具有產生各種疾病的危險性。一旦東西看起來開始扭曲變形就要注意。有可能是近年來案例增加的老年性黃斑部病變的徵兆。

到底發生了什麼事？

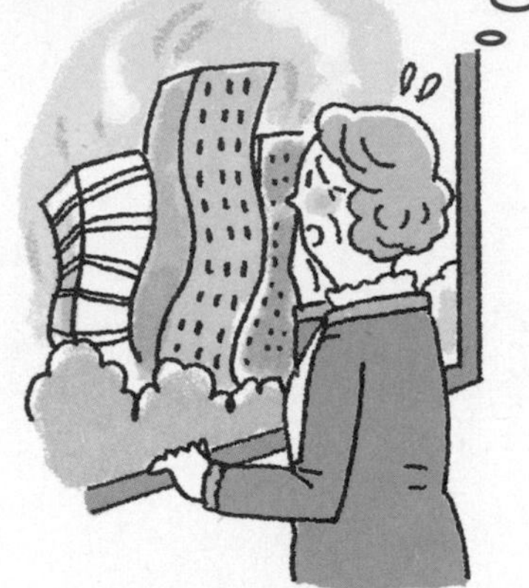

在視網膜當中黃斑部產生的病變會大幅影響到視力

發生在視網膜的疾病當中，最容易影響視覺的就是黃斑部的疾病。由於黃斑部捕捉到的影像位在視野正中央，一旦這個部位受損就會增加看東西的難度。

視網膜

黃斑部

位在視網膜中央，直徑約2公釐左右的部位。中央的凹陷處叫中心窩，集中了大量的可感光視覺細胞。

一旦發生損傷……

東西看起來扭曲變形

視野中心看起來昏暗

視力下降

先用阿姆斯勒方格表（→9頁）確認。

到底該怎麼辦才好？

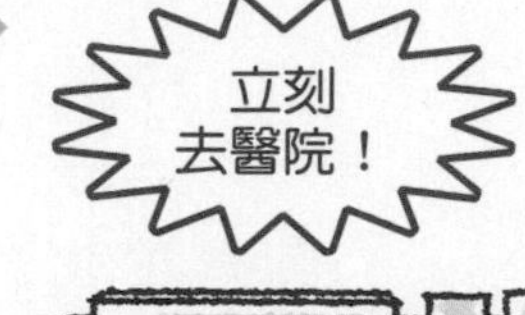

因為是發展很快的疾病所以要立刻開始治療

黃斑部疾病當中最具代表性的，就是病情發展速度快的老年性黃斑部病變。要是有在意的症狀，請立刻去眼科看診。單憑自覺症狀是無法知道原因的。就算是老年性黃斑部病變，只要及早治療就能遏制病情發展。

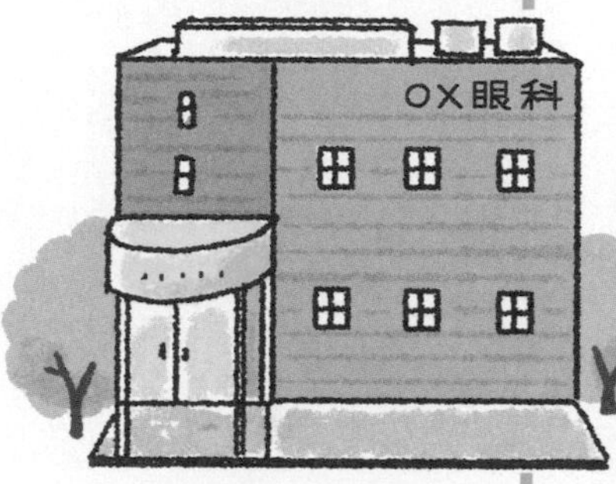

立刻接受檢查

診斷

開始治療

觀察過程

有必要的時候就請診所介紹可以做專門治療的醫療機構

依病因不同，有時不需急著立刻治療，可在觀察過後決定治療方針。

首先要確實掌握好自己的眼睛狀態

視網膜就像貼在眼球裡的薄螢幕。一旦螢幕上的傷口變大變嚴重，映照出來的影像就會扭曲不清晰，使得看東西變困難。

視網膜疾病會根據病變發生於視網膜何處來決定病名。每個疾病的發作方式不同，治療方式也不同。其中，近年來案例增多的老年性黃斑部病變、有糖尿病的人容易發作的糖尿病視網膜病變，全都是會導致失明的嚴重疾病，不過只要在早期階段確實接受治療，就能預防病情發展。

了解自己的眼睛狀態，是邁向適當處理的第一步。用不著無謂害怕，和醫師諮詢擬定最妥善的方案吧！

何謂老年性黃斑部病變

發生於與視力攸關的黃斑部疾病

東西看起來扭曲、視野中心看起來昏暗，這些症狀都有可能是黃斑部病變造成的。其中大多數又以老年性黃斑部病變的病情發展較快，因此一定要小心留意。

發生在黃斑部的主要疾病

即使黃斑部發生病變也不見得是老年性黃斑部病變。不過若是老年性黃斑部病變，大多都是及早治療比較好。請先確實確認好病名吧！

老年性黃斑部病變
近年快速增加。
50歲以上的發病率為1.3%
年齡越大越有可能發生的黃斑部病變。
根據病變發生的方式分為兩個類型。
日本人大多是
病情發展快的「濕性病變」。
（→63頁）

黃斑部裂孔
罕見疾病
發病率為0.09～0.3%
在黃斑部的中央部位
突然裂開一個洞的疾病。
孔洞雖小卻會大幅損傷視力。
必須要盡快治療。
（→76頁）

黃斑部
視神經盤
中心窩

黃斑部皺摺
是年長者
常有的疾病
發病率為2.2～18.5%
黃斑部覆蓋一層膜，
從而引發視力障礙的疾病。
雖然看東西會覺得扭曲，
但沒有失明的危險。
（→77頁）

黃斑部水腫
有糖尿病的人容易罹患
若視網膜水腫發生在
黃斑部就會傷及視力。
治療糖尿病的同時也要治療眼睛。
（→77頁）

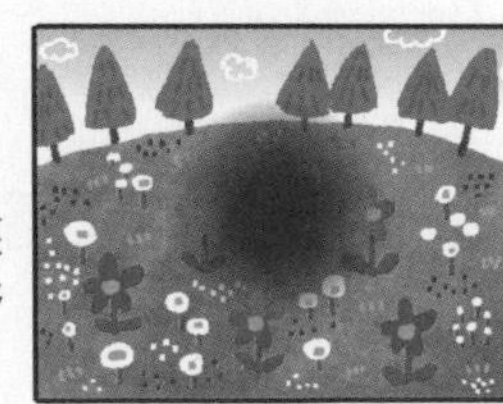

不管病因為何，黃斑部疾病一旦發生，都會從視野中心開始慢慢看不清。

日本的患者人數也與日俱增

老年性黃斑部病變正如其病名，是一種受到年齡影響導致黃斑部逐漸變質的疾病。大多都是病情進展快速的類型，要是放著不管，視力也會跟著下降。

原本是歐美比較常見的疾病，但近年來日本的病例也在增加。但一九九八年五十歲以上的人僅有〇・九%發病，二〇一〇年後上升至一・三%。老年人口增加使得患者人數也跟著增加。

絕大多數都是從其中一隻眼睛開始的

兩隻眼睛都會發生老年性黃斑部病變，但大多時候都是先從其中一隻眼睛開始的。平常就要個別檢查眼睛，一感覺有異狀就要立刻就醫，以便早期發現、早期治療。

靠檢查確認是否為老年性黃斑部病變

在調查黃斑部病變時，OCT檢查是不可或缺的。若是老年性黃斑部病變，除了要用OCT判斷出類型，還要做其他更詳細的檢查。

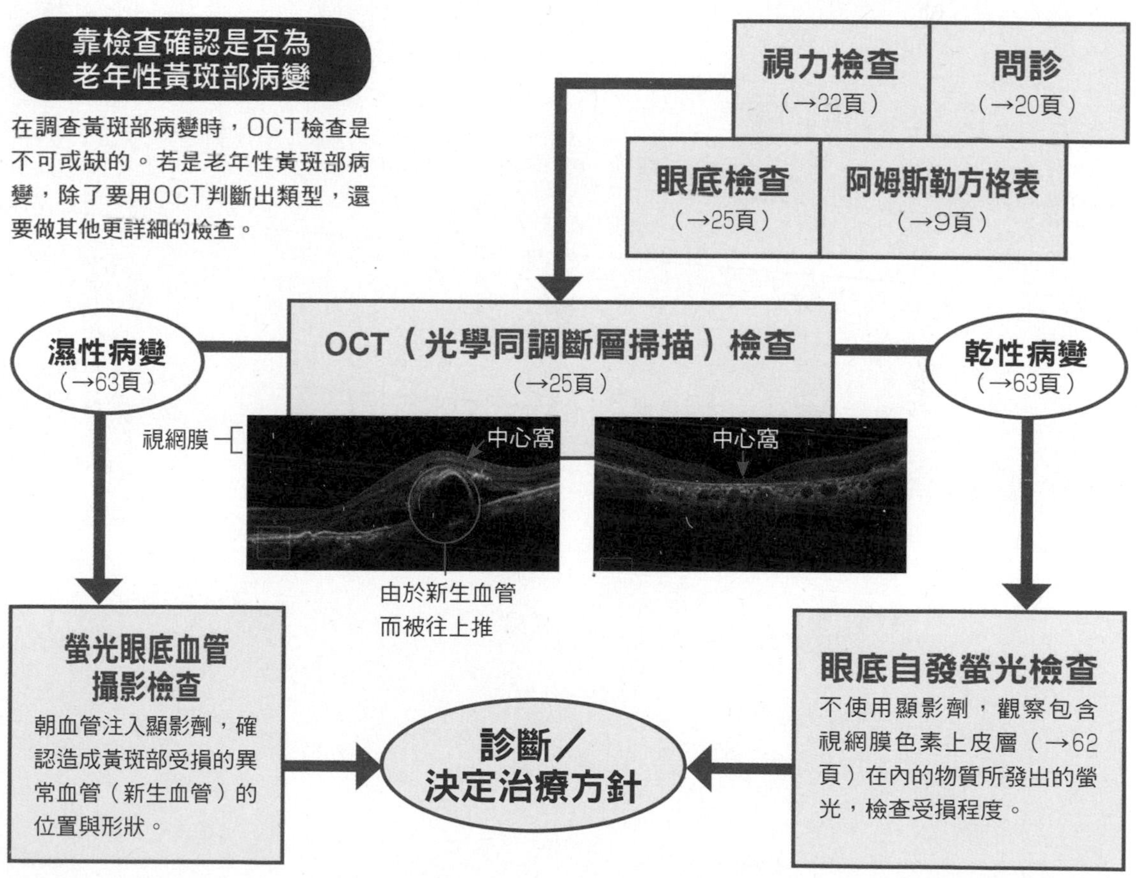

老年性黃斑部病變的類型

發病快的類型較多，所以要留意

老年性黃斑部病變根據起因和發展方式分為兩種。其中又以異常血管增生的濕性病變發展得快而要特別注意。

老年性黃斑部病變的發展方式

即便同樣是伴隨年齡增長而產生的黃斑部病變，但根據發病的情形可分為兩大類型。日本人大多是比較危險的濕性病變。

有斑塊或污垢就要注意

詳細觀察視網膜的狀況後，有時會發現稱為隱結、貌似污垢的東西，或有類似斑點的色塊。

這類型的變化是在老年性黃斑部病變的前期階段容易產生的「前驅病變」。

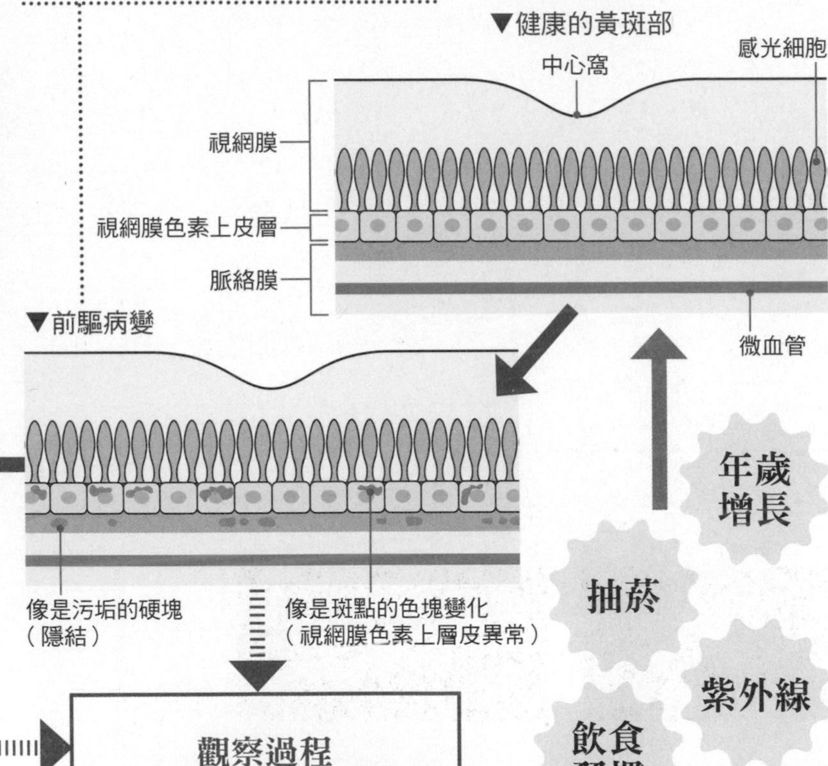

觀察過程

目前尚未有針對前驅病變和乾性老年性黃斑部病變的治療法。由於不會立刻危害視覺，因此只需多加留意觀察其變化即可。若看到開始朝濕性病變發展，就要在那個階段立即著手治療。

隨著年齡增加，各種主要因素疊加在一起，促使黃斑部病變發生。

進展快速的
濕性老年性黃斑部病變

長出脆弱的新生血管 血液成分滲漏出來

從脈絡膜的微血管裡長出名為「新生血管」的異常血管並且增生的類型。

新生血管十分脆弱，破掉就會出血，或是血液成分從血管壁滲漏出來，造成黃斑部損傷。

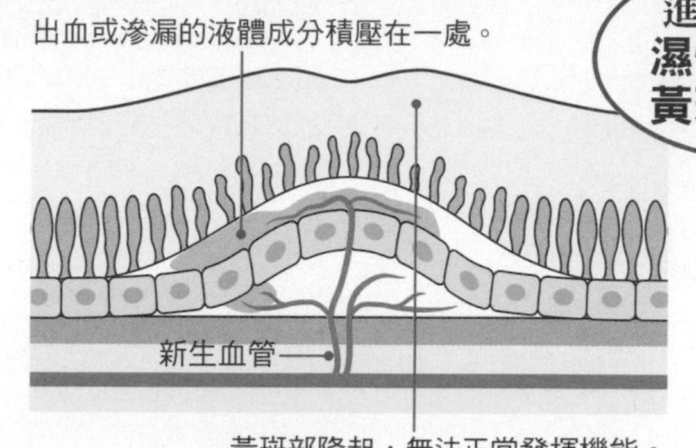

出血或滲漏的液體成分積壓在一處。
新生血管
黃斑部隆起，無法正常發揮機能。

也會開始長出新生血管，轉變成濕性病變。

進展緩慢的
乾性老年性黃斑部病變

組織萎縮 感光細胞逐漸減少

看不到新生血管，支撐感光細胞的視網膜色素上皮層或周圍的組織逐漸萎縮的類型。

病情進展緩慢，只要萎縮沒有延伸到中心窩就可以保有視力。

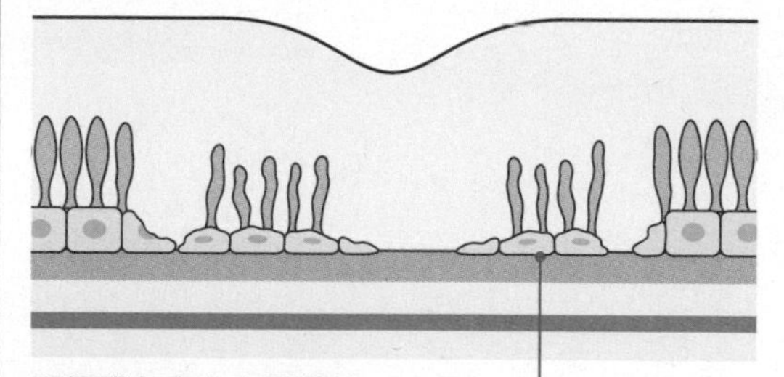

九成都是濕性病變 病情進展快速但也能治療

日本人的老年性黃斑部病變將近九成都是濕性病變。雖說是進展快速的危險類型，不過近年來治療的方法也日新月異。只要能早期發現並治療，就有可能防範病情加重。

關於乾性病變，目前並無有效治療方法。不過因為病情加重過程緩慢，因此不用擔心馬上就會走到失明這地步。若是被診斷開始轉為濕性病變就要立刻進行治療，因此持續定期檢查是很重要的事。

除了醫學上的治療，重新審視生活也很重要

進展快的濕性病變，最重要的就是盡快開始治療。同時也要改變生活作息好防範病情加重。不只濕性病變要當心，乾性病變也需要多加留意。

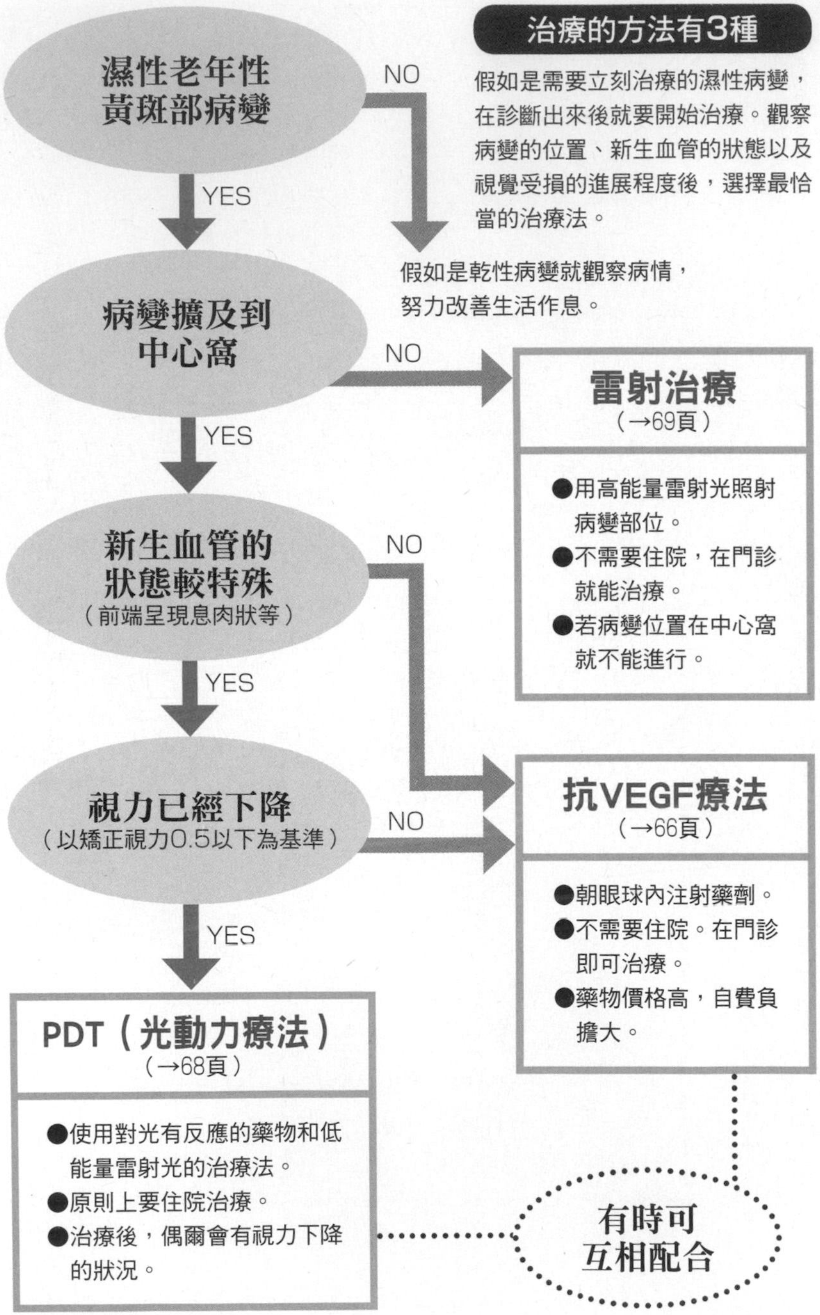

治療的方法有3種

假如是需要立刻治療的濕性病變，在診斷出來後就要開始治療。觀察病變的位置、新生血管的狀態以及視覺受損的進展程度後，選擇最恰當的治療法。

濕性老年性黃斑部病變
- NO → 假如是乾性病變就觀察病情，努力改善生活作息。
- YES → **病變擴及到中心窩**
  - NO → 雷射治療
  - YES → **新生血管的狀態較特殊**（前端呈現息肉狀等）
    - NO → 抗VEGF療法
    - YES → **視力已經下降**（以矯正視力0.5以下為基準）
      - NO → 抗VEGF療法
      - YES → PDT（光動力療法）

雷射治療
（→69頁）

- 用高能量雷射光照射病變部位。
- 不需要住院，在門診就能治療。
- 若病變位置在中心窩就不能進行。

抗VEGF療法
（→66頁）

- 朝眼球內注射藥劑。
- 不需要住院。在門診即可治療。
- 藥物價格高，自費負擔大。

PDT（光動力療法）
（→68頁）

- 使用對光有反應的藥物和低能量雷射光的治療法。
- 原則上要住院治療。
- 治療後，偶爾會有視力下降的狀況。

有時可互相配合（PDT與抗VEGF療法）

改善生活也是治療的一環

老年性黃斑部病變也被認為與生活習慣有關。不管是濕性還是乾性病變，都有必要將危險因子從生活中排除出去。

在生活作息上做努力

除年齡增長外的最大危險因素，就是抽菸習慣。紫外線也是傷害黃斑部感光細胞的原因之一。請盡可能排除讓病情加重的因素。改善生活作息不只對老年性黃斑部病變有益，對所有眼睛疾病也都有正面效益。請務必要實踐（→5章）。

- ●不要抽菸。
- ●外出時戴帽子或墨鏡等物品，避免紫外線直接照射到眼睛。
- ●年齡增長所產生的變化大多都跟氧化有關。多食用蔬菜和魚等食物防止身體細胞氧化。
- ●也可以服用抗氧化的葉綠素等營養補充品。

在醫療機構接受治療

配合狀態開始治療。觀察效果並視需求定期回診治療。

定期做檢查

確認黃斑部的狀態，若是新生血管增加就要考慮治療方法。

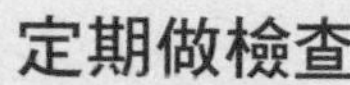

老年性黃斑部病變的治療有大幅進展

老年性黃斑部病變的治療方法，在進入二十一世紀後有了很大的進步。病變即便發展到中心窩，還是有可以減少新生血管的治療法。特別是以注射來投藥的抗VEGF療法，不單是防止病情加重，還可期待讓視力恢復的效果。

話雖如此，也不能把一切全都託付給醫院和醫生。患者本身也要積極地改善生活作息，成為防範病情加重的莫大助力。

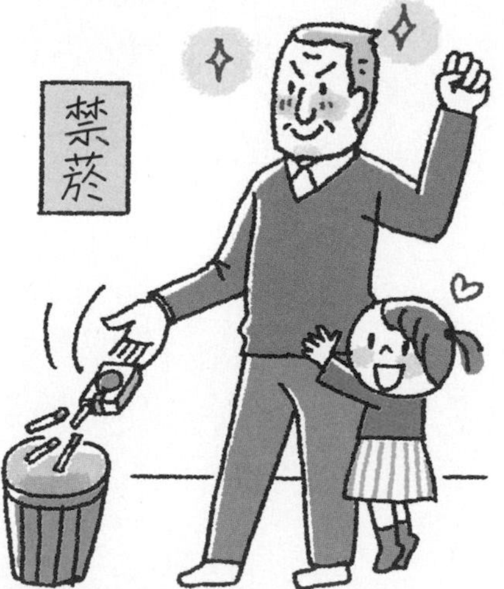

請務必要戒菸！

治療老年性黃斑部病變

在眼球裡注射藥劑的新治療法

將可以減少新生血管的藥劑注射進眼球的抗VEFG療法，是二〇一四年開始適用於全民健康保險的新治療法。濕性病變一般來說會先嘗試用這種方法。

抗VEGF藥物的運作機制

原本不該有的血管卻大量增生，就是出自VEGF醣蛋白的作用。這個藥物能夠抑制VEGF的作用，減少新生血管。

VEGF
（血管內皮生長因子）
是血液裡頭的一種醣蛋白。會促使血管內皮細胞分裂、增殖，使得新生血管增加，讓血液成分容易從血管壁滲漏出來。

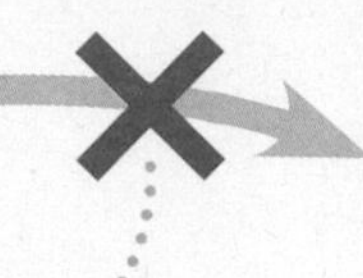

製造、增加新生血管

血液成分容易滲漏出來

黃斑部病變繼續加重

抗VEGF藥物

是一種可以妨礙VEGF運作機制，藉此防止新生血管增殖的藥物。

被認可為老年性黃斑部病變的治療藥物有Ranibizumab（LUCENTIS®）、Pegaptanib sodium（MACUGEN ®）、Aflibercept（EYLEA®）三種（截至2016年為止）。有時在醫生的判斷下會使用治療癌症的Bevacizumab（AVASTIN®），不過其安全性尚未獲得充分確認。

有時會需要反覆進行治療

一般面對濕性老年性黃斑部病變，首先會想要嘗試的就是抗VEGF療法。由於只會針對新生血管產生作用，不會傷及周圍組織，因此不只可以防範病情發展，還可以期待視力改善。

只不過停止投藥一段時間以後，有可能會再度生成新生血管，因此有必要視治療後的狀況再度進行治療。

若新生血管的前端呈現息肉狀，或是視網膜內也產生新生血管，也可搭配PDT（↑68頁）一起治療。

抗VEGF療法的療程

抗VEGF藥物是一種透過注射達到效果，對患者來說負擔較少的治療法，不過還是有必要預防感染。

消毒・麻醉

注射之前先消毒眼睛，點麻醉用的眼藥水等。

朝眼球注射藥劑

用針刺入鞏膜，朝玻璃體注入藥劑。當藥劑抵達視網膜的新生血管後，就會開始發揮藥效。

每個月注射1次持續3個月

注射的前後幾天裡，要使用預防感染的眼藥水。請務必按照指示持續點眼藥水。

判斷效果如何

若新生血管消失，黃斑部的水腫消除，就算是治療成功。

效果良好定期回診即可

預約好下次的回診時間，回診時調查看看有無新生血管再生。

若效果不好可再次治療復發時也要治療

新生血管沒有減少或是繼續增加，就要追加注射抗VEGF藥物。

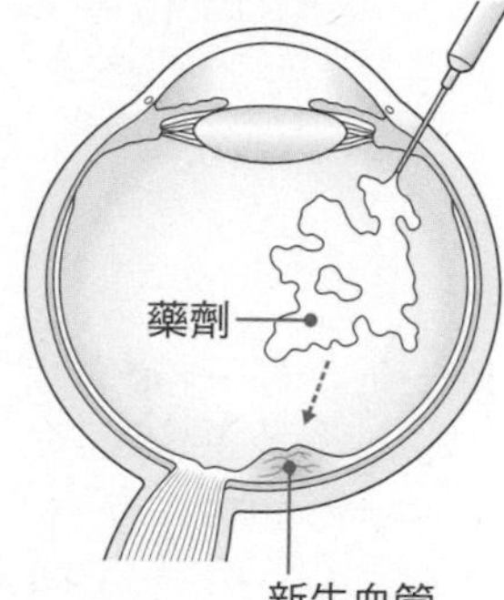

動眼睛手術時為了不讓眼睛閉上，會戴上撐開眼皮的器材（撐眼器→51頁）後再注射。

難處在於治療費很高

抗VEGF療法目前是有條件的全民健保給付藥物。Lucentis與Eylea皆是眼科專屬用藥，自費都是1針台幣3萬左右，因此都會先送健保審查，但是若來不及送審或不符健保給付標準就需要自費。Avastin用於黃斑部病變的治療為自費，Ozurdex也多是自費。建議事先詢問醫療險保險公司能否給付，以減少自付金額。

治療老年性黃斑部病變

雷射治療也是很普遍的方法

使用雷射的治療法分成了合併使用藥物後以低能量雷射光照射的PDT（光動力療法），以及照射高能量雷射光的方法。其目的和療程都不一樣。

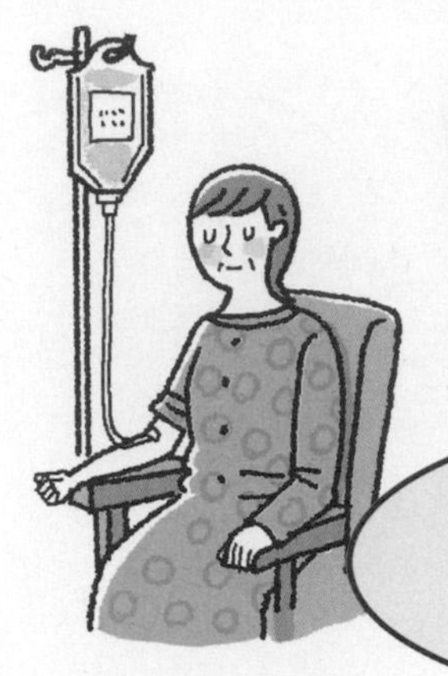

PDT（光動力療法）的療程

使用點滴注入容易聚集在新生血管的藥物，然後用低能量雷射光照射，使新生血管閉合的治療法。一般來說會在門診進行治療。

打點滴

用點滴注射容易聚集在新生血管的藥物Verteporfin（Visudyne®）。

↓ 約15分鐘

以低能量雷射光照射黃斑部

點麻醉眼藥水，戴上治療用的特殊隱形眼鏡。接受雷射光照射後，聚集在新生血管的Verteporfin會因此起化學反應，在新生血管裡頭產生血栓。

↓

新生血管的血流中斷血管萎縮

由於血栓堵住血流，沒有血液供給養分的新生血管就逐漸萎縮。

↓

定期健診

遵照一定間隔時間指示到院追蹤病況。若復發就要再度治療。

至少5天的時間內避免接觸日光和白熾燈燈光。

注射過點滴後，只要照到強烈光線，殘留在體內的藥劑就會起反應，導致皮膚出現類似燒傷的症狀（光過敏皮膚炎）。

藥物會在48個小時之後排出體外，屆時就比較不需要擔心光過敏，但為了安全起見，至少在5天內都不要接觸強光。

容易引發光過敏皮膚炎的期間，住院會比較安心。但即便在室內也要避開日照良好的地方。

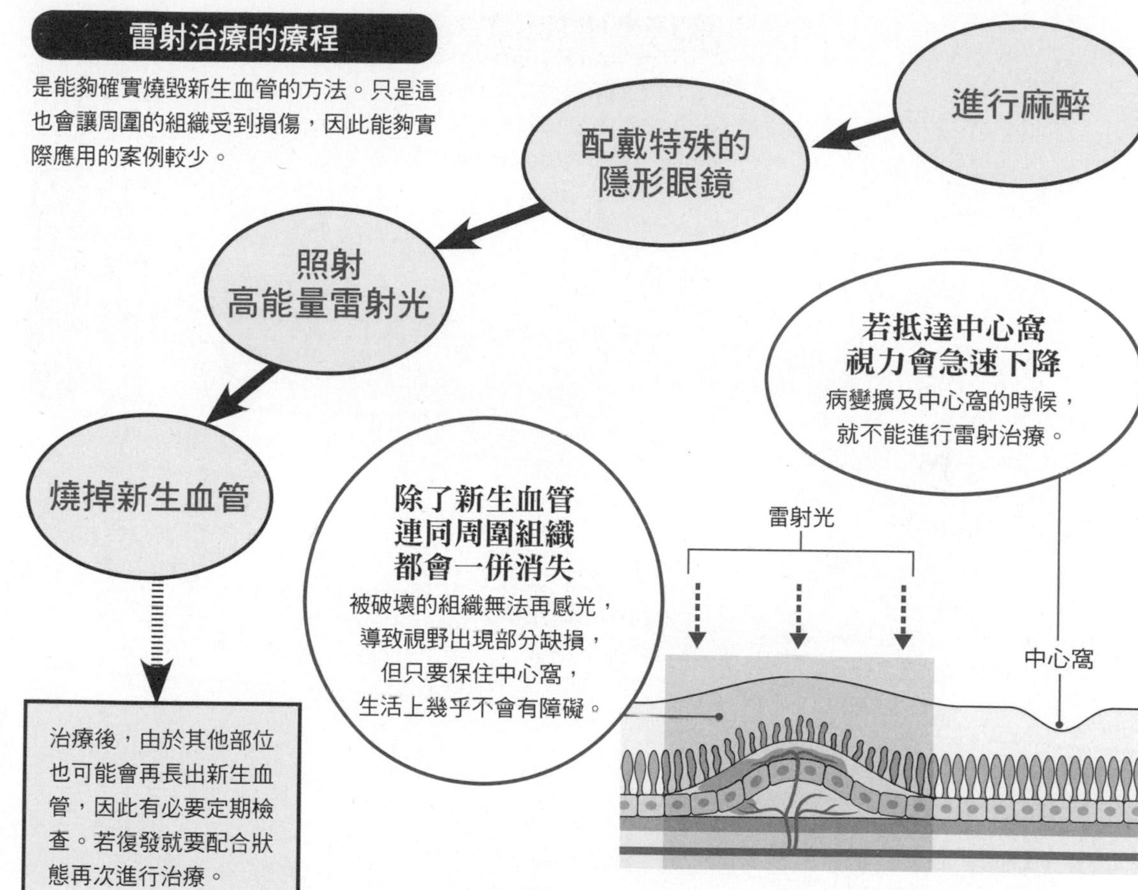

治療的方法會根據病變位置而有所改變

使用雷射光的治療方法，會因病變患處是否擴及中心窩而有所改變。長出新生血管的地方若是偏離中心窩，就可用一般的雷射治療來燒掉多餘的血管。

若是中心窩也有病變，考慮到單靠ＶＥＧＦ療法的效果難以抗衡新生血管的特性等因素，就會推薦使用ＰＤＴ。只是做過ＰＤＴ治療後，偶爾會有人出現視力下降的狀況，因此治療對象為視力不良已經到某種程度的人。

ＰＤＴ是從二〇〇四年開始合法應用的治療法，最近也會合併使用抗ＶＥＧＦ療法。施行ＰＤＴ療法，就能減少抗ＶＥＧＦ療法的注射次數，如此一來也就能減輕經濟的負擔。

糖尿病視網膜病變

有糖尿病的人要注意！視網膜的血管會受損

有糖尿病的人容易引起糖尿病視網膜病變。病情會在不知不覺間加重，有時突然就會失明。血糖值降不太下來的人一定要當心。

糖尿病會影響全身

血液中的糖分是重要的能量來源，但濃度過高的狀態持續過久，就會傷害血管壁，導致全身血管都被侵蝕。其中最容易受傷的就是微血管。

糖尿病

名為胰島素的激素運作機制出問題或分泌量太少，導致身體容易處於高血糖狀態的疾病就叫做糖尿病。

有許多細小血管的腎臟、視網膜，以及自微血管汲取營養的神經會因此產生病變，又被稱為糖尿病的三大併發症。

要是血糖控制況狀變差……

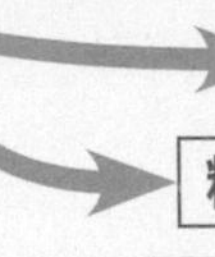

糖尿病腎病變

糖尿病視網膜病變

糖尿病神經病變

▼正常型的判斷基準

早晨空腹時的血糖值 未達110mg/dL
而且
葡萄糖耐力測試2小時後 血糖值未達140mg/dL

※若上述其中一項或兩項皆超標就要注意。血糖值的狀態可用來判斷是已罹患糖尿病還是正處於糖尿病前期。（日本糖尿病學會）

務必要去眼科做的檢查項目

被診斷出有糖尿病後，請一定要接受眼底檢查。糖尿病是需要後續治療的疾病。因此也有必要定期去眼科做檢查。

用眼底檢查來確認
視網膜有沒有糖尿病
視網膜病變的徵兆

若病情進展到一定程度
就用螢光眼底血管攝影
檢查確認血管的狀態

視網膜的水腫
特別是黃斑部的水腫
使用OCT可以有效診斷觀察
病況（黃斑部水腫）

直到病情進展到後期為止都沒有自覺症狀

糖尿病視網膜病變是一種會在糖尿病發病後的十到二十年間逐步產生病變的疾病。由於作為罹病主因的糖尿病本身就沒什麼自覺症狀，因此病人有時根本不知道自己是何時得到糖尿病的。

糖尿病視網膜病變的發展方式

糖尿病視網膜病變會造成嚴重的視覺障礙。症狀雖是突然出現，但在那之前視網膜早已持續受到損傷。

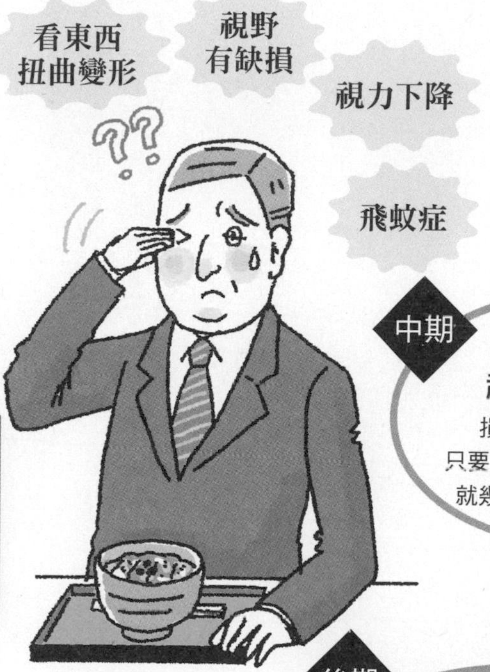

看東西扭曲變形

視野有缺損

視力下降

飛蚊症

出現自覺症狀代表病情已有一定程度的嚴重性。

血糖值長期高於標準值

初期

單純性視網膜病變

微血管變脆弱，視網膜開始出現各種變化，但是沒有自覺症狀。

- 微血管瘤：微血管上出現小瘤一樣的東西。
- 點狀出血：血管破裂後成點狀或斑狀出血。
- 硬性白斑：血液中的成分滲出，蛋白質或脂質沉積在視網膜上。

中期

前增殖性視網膜病變

損傷進一步發展，只要沒發生黃斑部水腫，就幾乎沒有自覺症狀。

- 軟性白斑：微血管堵塞導致血液不流通，視網膜缺氧時所顯現的徵狀。
- 浮腫：自血管滲出水分所造成的現象。黃斑部的浮腫稱為「黃斑部水腫」（→77頁）。

後期

增殖性視網膜病變

為了取代受傷的微血管，開始生成十分脆弱的新生血管。已經到了不管何時失明也不奇怪的危險狀態。

- 玻璃體出血：長進玻璃體的新生血管破裂，成為視力下降和飛蚊症（→75頁）的原因。
- 增殖膜：伴隨新生血管長出的薄膜，容易拉扯視網膜進而造成剝離（牽引性視網膜剝離→73、74頁）

為了避免病情在不知不覺間加重，有一天視力突然急速下降甚至失明，請務必定期接受健康檢查及早發現糖尿病，並在得知罹患糖尿病之後前去眼科檢查。

治療糖尿病視網膜病變

首要控制血糖。也要檢討雷射治療・動手術的可行性

有報告指出罹患糖尿病十五年以上的患者有五～六成都有糖尿病視網膜病變。難以預防併發症的情況下，請努力抑止病情加重。

配合狀態進行治療

即使長期罹患糖尿病，只要控制好血糖就能防範糖尿病視網膜病變。若糖尿病視網膜病變已經生成，那便配合病期和症狀追加治療吧！

控制血糖

以飲食・運動・藥物三大項目來維持穩定的血糖值。發病之前和發病後基本上都以這三者為治療基礎。

雷射治療

因為血液不流通而出現的軟性白斑，或是長出新生血管之處，都能用雷射燒灼凝固，減少新生血管的增生。

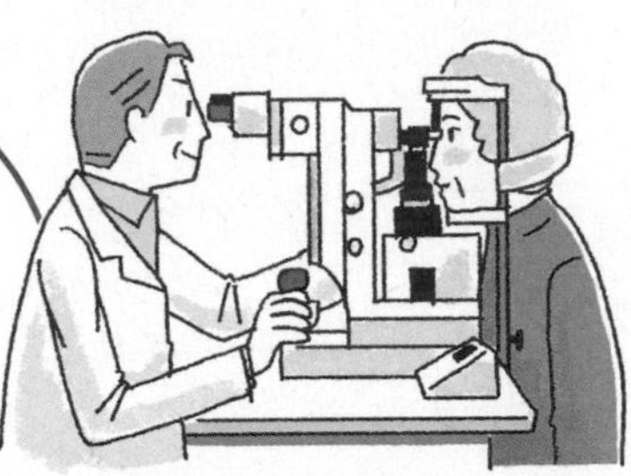

點了麻醉眼藥水後才開始照雷射光。幾乎不會感到痛，在門診就可接受治療。

動手術

發生玻璃體出血或牽引性視網膜剝離，就要動玻璃體切除手術（→左頁）

持續管理血糖值以及眼睛治療

中老年人的失明原因除了青光眼外，第二高的就是糖尿病視網膜病變。不過，只要配合糖尿病的治療去檢查眼睛的狀態，再配合狀態持續進行適當的治療，就有可能保住視力。

為了保住看得見的眼睛，請好好管理血糖值吧！

治療視網膜病變
玻璃體手術

摘除眼球內部的玻璃體，治療病變已經蔓延至眼底組織的方法稱之為玻璃體手術。雖是比較困難的手術，但現在已經可以讓手術造成的傷口變得比較小了。

糖尿病視網膜病變、視網膜剝離、黃斑部裂孔、黃斑部皺摺等包含黃斑部在內的視網膜疾病，都是玻璃體手術的治療對象。

消毒・麻醉

在眼球的3個地方開洞後深入器材

切開的洞小到只有0.5mm，手術後會自然癒合。

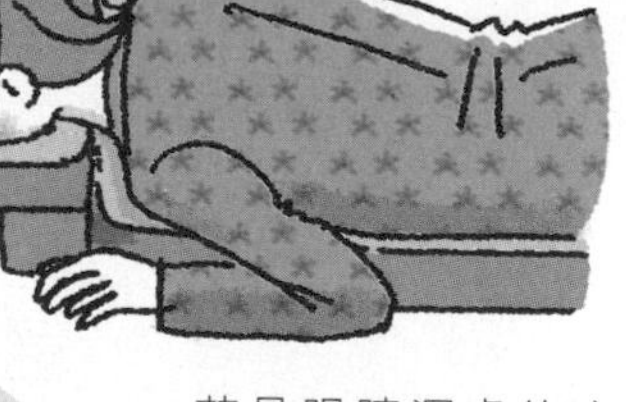

需要戴上特殊的隱形眼鏡以便看清眼睛內部

注入液體維持眼壓

用照明照亮眼睛內部

切除玻璃體

視網膜剝離的時候……

切除玻璃體以後完成必須的操作

為了預防出血所以要照射雷射光，或是摘除在視網膜上的增殖膜（→71頁）或黃斑部皺摺（→77頁）等。

注入特殊氣體推壓剝離的視網膜

若有視網膜剝離、黃斑部裂孔等疾病，就會朝眼球裡注入特殊氣體。利用氣體的浮力讓剝離的視網膜或是裂孔處貼回視網膜。

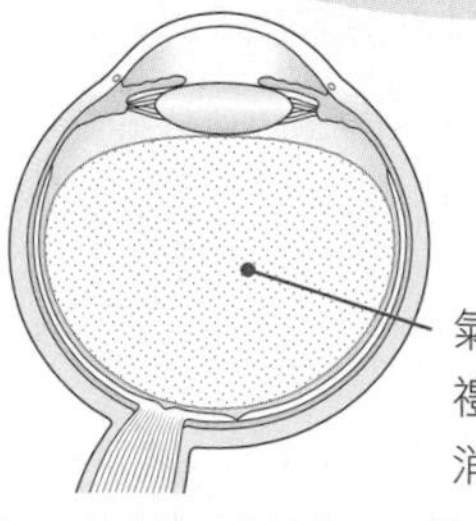

氣體在1～2個禮拜後就會自然消失。

手術後的幾天內都要維持一定的姿勢

氣體容易向上飄浮囤積。必須根據病變的位置，讓頭部暫時維持側躺或是趴臥的姿勢。

若是眼睛深處的病變，趴臥就可以利用氣體上升的壓力來固定住視網膜。

視網膜剝離大多是在視網膜裂孔後開始發生

鋪在眼底的視網膜脫落的狀況即為視網膜剝離。通常在剝離之前會出現孔洞或裂縫。不只剝離需要就醫，只要發現有孔洞或裂縫，就要立刻進行治療。

剝離的原因有許多種

視網膜出現孔洞或裂縫的情況叫做視網膜裂孔。視網膜剝離有8～9成都是從視網膜裂孔發展而來，不過有時發生的情況與裂孔無關。

來自外部的衝撞

眼睛被用力打到等狀況下造成眼球扭曲的話，有時會造成視網膜剝離。

玻璃體退化

中老年人最多的類型

隨著年齡增長，玻璃體裡頭的膠狀成分會和水分分離，導致膠狀物質萎縮而脫離視網膜。這個時候若是膠狀物質沒有順利離開視網膜，就很容易產生視網膜裂孔。要是水分進入孔洞或裂縫，就更容易造成視網膜剝離。

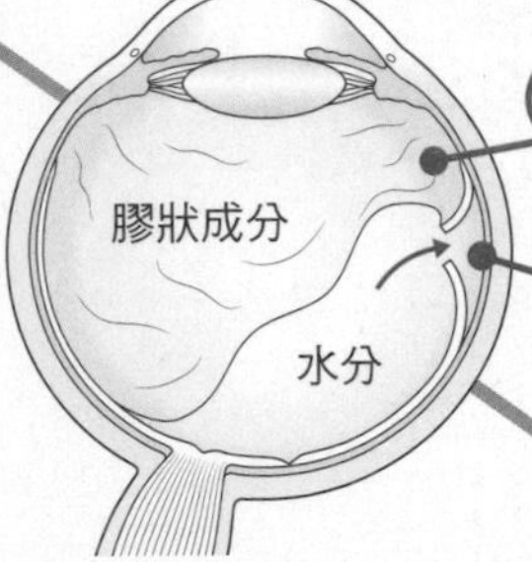

膠狀成分

水分

逐漸退化萎縮的玻璃體用力拉扯到視網膜，造成孔洞或裂縫。

水分侵入到視網膜的孔洞或裂縫中，造成視網膜剝離。

其他

糖尿病視網膜病變發展期間很容易產生視網膜剝離（→71頁）。異位性皮膚炎患者眼睛劇癢，癌症轉移到眼球內等原因，都有可能造成視網膜剝離。

盡量在裂孔階段就先治療

年紀輕輕就罹患視網膜剝離的人，其視網膜往往原本就因體質和痼疾的原因而顯得較為脆弱。而中老年人的視網膜剝離，大多都跟年齡大了就容易發生的玻璃體退化有關。

馬上修補好恢復原狀

視網膜裂孔和視網膜剝離，只要早點發現早點治療就不會留下太大的障礙。視網膜上的孔洞能被封住，剝離的視網膜也能再度貼回眼底。

主要症狀

視網膜裂孔或剝離的症狀，有時和生理現象很像。不過若剝離處擴及到黃斑部，視力就會驟然下降。

●飛蚊症：視野中隱隱可瞥見黑影。這些幾乎都是玻璃體的纖維等物的影子，所以用不著擔心。不過也有可能是裂孔造成的出血。

●閃光幻視：人在暗處或是閉上眼睛的時候，可以瞥見閃光的症狀。是視網膜被拉扯，感光細抱受到刺激而造成的症狀。可當作出現裂孔的徵兆。

●視野缺損：視網膜一旦剝離，視野就會欠缺剝離處所捕捉到的影像。

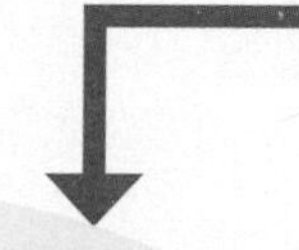

透過眼底檢查等方式確認

用眼底檢查（→25頁）觀察視網膜狀態。也要進行視野檢查（→23頁）。

若視網膜剝離就動手術恢復原狀

將剝離的視網膜恢復到原本的位置。

只有孔洞就用雷射封住

用雷射照射裂孔周圍，會慢慢形成像是燒傷的疤痕，把孔洞堵起來。約5～10分鐘就會結束，可在門診直接治療。

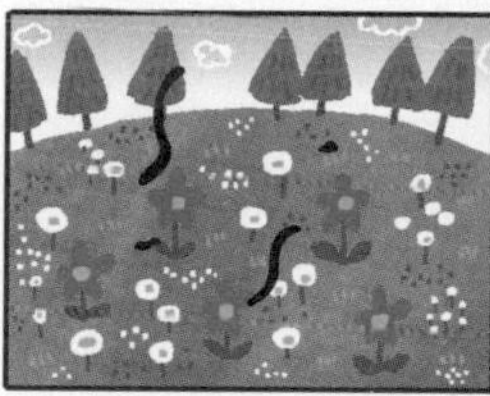

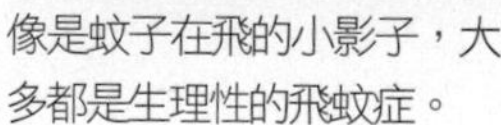

像是蚊子在飛的小影子，大多都是生理性的飛蚊症。

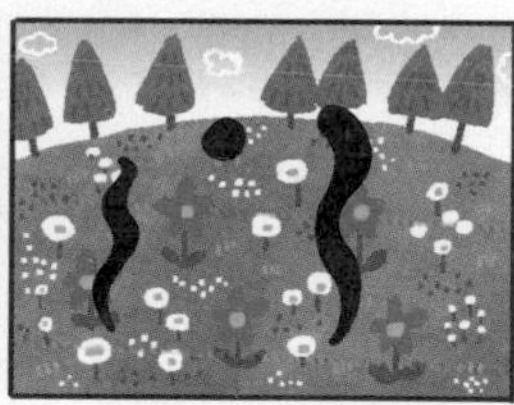

視網膜裂孔一旦伴隨出血，就會看到彷彿流動墨汁的影子。

玻璃體手術

摘除玻璃體之後，注入特殊氣體，藉由氣體的壓力將剝離的視網膜推向眼底壁並貼上（→73頁）。

鞏膜扣壓術

從鞏膜外部繞住一片矽膠或是縫起來，從外側扣壓住鞏膜，堵住視網膜的裂孔。

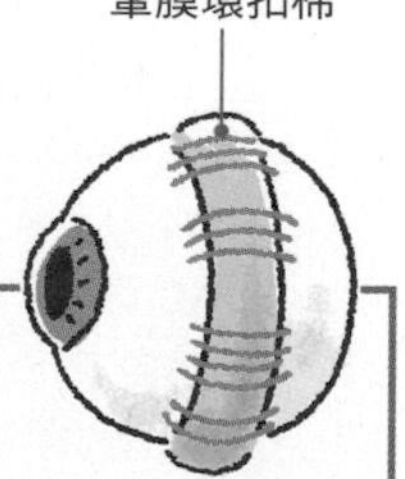

鞏膜環扣棉會戴著一陣子。

雖是比較罕見的疾病，但高度近視的人眼球較長，視網膜經常處在被拉扯的狀態下，因此比較容易發生視網膜裂孔或視網膜剝離。一旦有在意的症狀就要好好檢查，建議在確認有裂孔的時候就先治療。

視網膜方面的各種疾病

老年性黃斑部病變以外的黃斑部疾病

在視網膜當中職責格外重要的黃斑部所產生的病變，即便症狀相似，原因和治療方法也有所不同。理解其中差異，適當地應對吧！

發作方式和治療方法都不同

除了老年性黃斑部病變外，其他疾病也會造成黃斑部的損傷。請先確實掌握自己的眼睛狀態吧！

希望能立刻動手術 黃斑部裂孔

為視網膜裂孔的一種，因為玻璃體退化萎縮而導致（→74頁）。黃斑部的孔洞雖小，卻會大幅影響看東西的視力，因此最好趕快動手術將孔洞堵住。

雷射治療有可能會傷害到黃斑部的組織，因此不能使用。

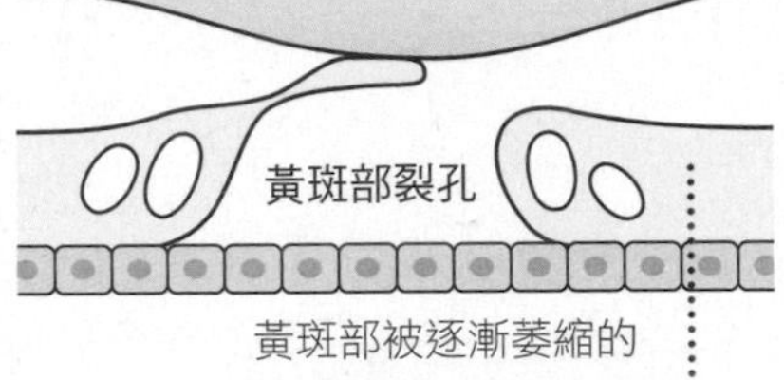

沾黏玻璃體的黃斑部組織，會隨著玻璃體萎縮而被拉起，形成空洞。

黃斑部被逐漸萎縮的玻璃體拉扯破裂，進而形成破洞。

檢查・診斷

出現看東西扭曲變形、中心有暗點、視力下降等症狀，就去做OCT檢查等來確認原因。

玻璃體手術

以手術摘除玻璃體，注入氣體（玻璃體手術→73頁）。用氣體將孔洞周圍的視網膜推回去，使孔洞變小，不久後負責連接周圍組織的細胞就會開始運作，最後完全堵住孔洞。

維持趴臥低頭的姿勢

氣體的壓力會作用在眼睛深處的黃斑部上。

撕開薄膜後注入氣體

在注入氣體之前，要先撕開覆蓋在視網膜表面的薄膜。視網膜可以獲得伸展，孔洞也比較容易堵住。

藥物療法很有效 黃斑部水腫

黃斑部的浮腫（水腫）容易因為糖尿病視網膜病變或視網膜中心靜脈阻塞（→78頁）等病症而引發。基本上是採用藥物療法。只要讓血液成分不容易從血管滲漏出去，水腫就會消退，也就能期待視力恢復。

抗VEGF藥物

跟老年性黃斑部病變一樣，將Ranibizumab（LUCENTIS®）、Aflibercept（EYLEA®）等抗VEGF藥物直接注射進眼球。

類固醇藥物

有時也會將類固醇藥物作為注射藥劑使用。

雖然看東西模糊但是沒有失明風險 黃斑部皺摺

玻璃體退化萎縮時有一部分殘留下來變厚，成為覆蓋在黃斑部表面的一層膜。若是堵住中心窩，或是膜收縮後在視網膜表面形成皺摺，使得看東西變得模糊吃力，不過病情進展過程慢，不需急迫治療。

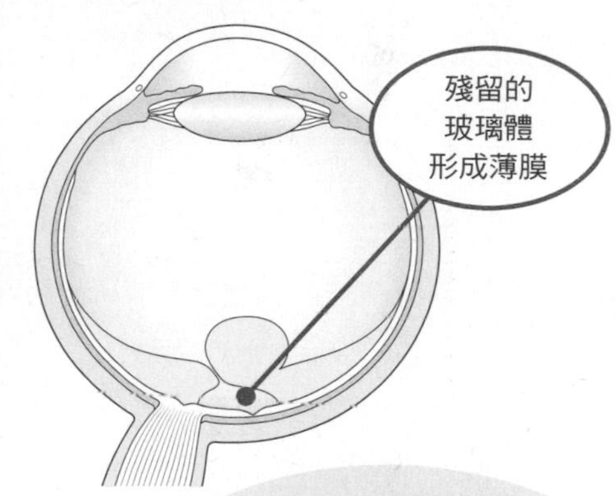

手術的時間點由自己決定

即使沒有失明的風險，但只要薄膜還在就免不了看東西模糊不清或視力下降。假如對日常生活造成妨礙，就要接受玻璃體手術（→73頁）摘除薄膜。

黃斑部本身沒有孔洞或剝離，只要摘除薄膜就算手術結束。

黃斑部裂孔、黃斑部皺摺都是因為玻璃體退化而產生

一旦黃斑部發生問題，視野的中心區域就會看不清楚，因而產生強烈的不便感。在此舉出的疾病與濕性老年性黃斑部病變不同，雖然不太需要擔心失明，但兩種都是無法自然好轉的疾病。

若放任視力（矯正視力）持續下降，屆時就算接受治療可能也難以恢復視力。請不要強忍不方便的狀態，在恰當的時期接受包含手術在內的治療吧。

COLUMN

動脈硬化
也會大幅影響眼睛健康

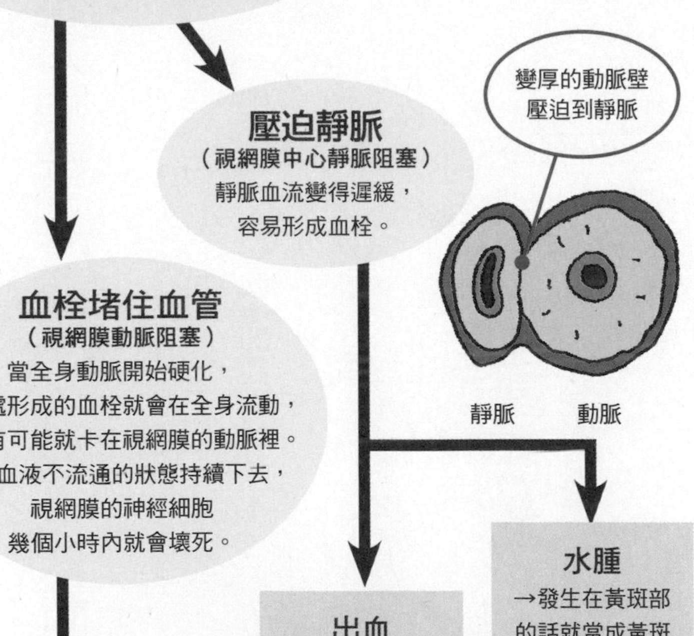

血管堵塞也會導致水腫、皮下出血

講到動脈硬化，或許會讓人聯想到腦中風、心肌梗塞等疾病，不過其實這也是讓眼睛狀況大幅惡化的主因之一。

視網膜是血管分布眾多的組織，因而容易受到動脈硬化的影響。症狀出現之後才治療的效果有限。請配合飲食、運動來保持血管的彈性，這樣也能順便保護到眼睛。

5

減少諸多眼睛困擾的日常小訣竅

生活中有些事情持之以恆或多加用心注意，
就能緩和不適症狀或抑止病情加重。
即使因為逼不得已過著
看得很吃力的無奈生活，
還是可以下點工夫讓生活過得更輕鬆。

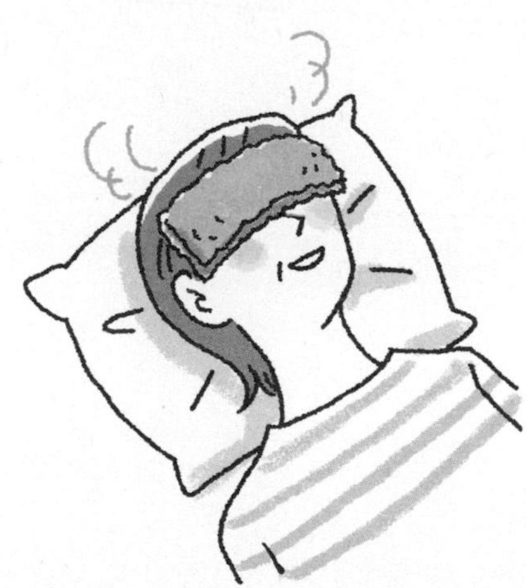

用簡單的體操和溫敷來恢復舒適度

用眼過度會引發許多不適症狀。一旦看東西有困難，會更快感到疲累。請試著做做看治癒眼睛疲勞、恢復雙眼潤澤的事吧！

伸展眼部肌肉

負責調整焦點的是名為睫狀肌的小肌肉。就像一直持續相同姿勢而疲勞時稍微活動身體會感到舒適一樣，活動眼部肌肉也可以緩和疲勞。

看近物的時候
睫狀肌會施力

為了鬆弛睫狀肌……

看向房間角落
看著房間裡最遠的地方，
凝視數秒鐘
直至覺得視線對焦。

看向窗外
眺望遠方的景色
看著距離超過5公尺的東西時，
睫狀肌會處在
幾乎沒施力的放鬆狀態。
請凝視遠方風景一處。

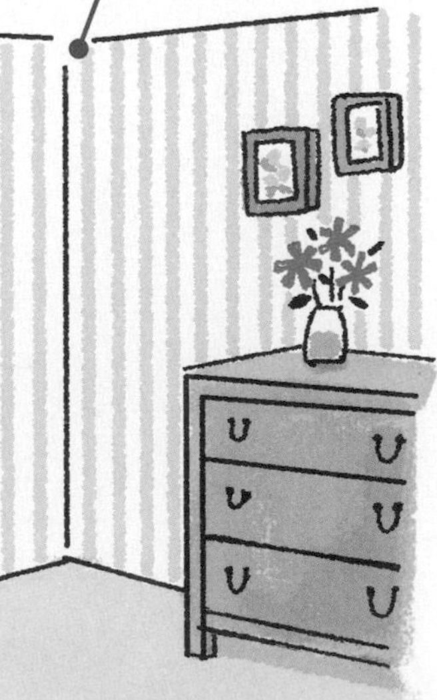

溫敷有助於眼睛恢復潤澤

眼睛乾澀到令人在意時，不妨試著溫敷整個眼部。淚液中的油分會易於分泌，使得淚液不會那麼快蒸發掉。
眼睛周圍肌肉的血液循環變好，眼睛疲勞就會比較快消退。

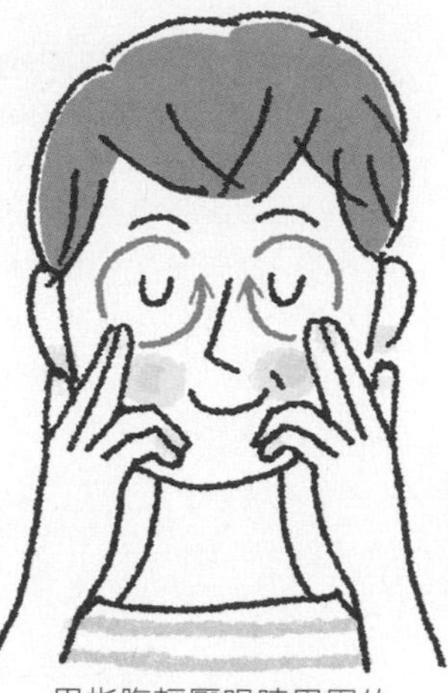

用指腹輕壓眼睛周圍的骨頭部分。請注意千萬不可以用力壓眼球。

按摩眼睛周圍

眼球周圍不單只有睫狀肌，還有許多支撐或幫助眼球轉動的肌肉。請以手指溫柔按摩眼睛周圍，用心鬆弛這些僵硬的肌肉。

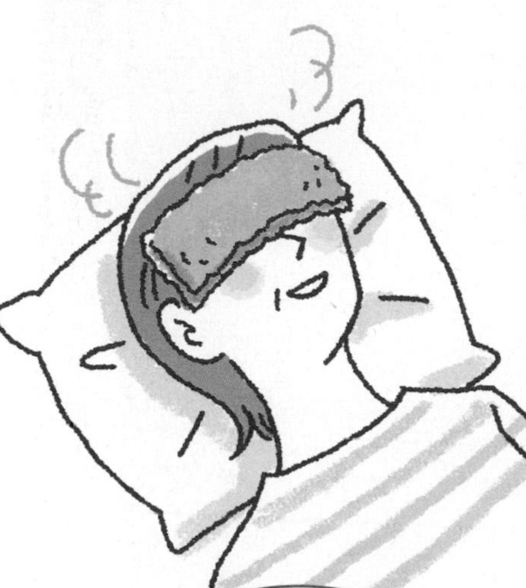

用熱毛巾溫敷

把浸濕並稍微擰乾的毛巾放進微波爐溫熱後，放在閉著的眼睛上面。等到毛巾冷掉後再拿下。

也可以使用各種專門商品

市面上有林林總總的溫敷眼罩。有些是拋棄式，也有利用微波爐加熱重複使用的產品，甚至還有可透過連接USB使用的商品，皆可選購便於使用。

泡澡

舒適地躺進放滿溫水的浴盆裡，讓全身暖和起來，眼睛的血液循環會變好。水蒸氣也會讓眼睛乾燥的狀況好轉。

培養一切可以改善血液循環的習慣

眼睛疲勞的因素之一就是肌肉疲勞，而肌肉疲勞也是血液循環差的表徵。因此還請在生活中養成一些改善血液循環的習慣吧！

當眼睛處於充血等狀態的時候，採取冷敷方式或許會有爽快的感覺，可是眼睛疲勞所導致的充血現象，其實是身體為了恢復疲勞才使得流進眼睛各處的血流量增加。所以比起單純冷敷，輪流溫敷和冷敷來促進血液循環會來得更好。

改善不適症狀的方法②

難受的症狀可以用眼藥水來緩和

應該有不少人會在眼睛不適時，使用市售的眼藥水來減輕困擾吧？假如能靈活運用，對於恢復雙眼舒適也是有莫大幫助。

根據目的來選購市售眼藥水

假如是眼睛疲勞、乾澀、輕微結膜炎等，可以用市售眼藥水來處理。
只不過，有眼睛疾病或正在使用眼科開立眼藥水的人，切勿憑自己的判斷來加點市售眼藥水。最好跟醫生商量並請醫生開立恰當的藥物。

眼睛疲勞

除了可以給予眼睛養分的維他命之外，也有搭配使用幫助調節對焦機能、緩和因老花眼而難以看清近物狀況的藥物成分（Neostigmine Methylsulfate）。

要注意會解除充血狀態的眼藥水

請適量使用含有促使血管收縮成分（Naphazoline hydrochloride、Tetrahydrozoline Hydrochloride、Phenylephrine hydrochloride等）的眼藥水。一旦長期使用藥效就會減退，還會因為強制壓抑血管擴張的反作用力導致充血變得更嚴重。

花粉症（過敏性結膜炎）

若知道是花粉症，那麼使用內含抑制過敏反應的藥物眼藥水，可以減輕發癢和發炎症狀。
不過若是症狀嚴重，連市售眼藥水都無法壓制，就請儘早看眼科跟醫生討論。

症狀強烈時務必要去醫療機構！

造成結膜炎的原因不同，處理方式也不同。而且有時根據症狀，使用醫生處方箋才能拿到的藥物會比較好。

病毒感染造成的結膜炎容易變得嚴重，而且其實根本沒有特效藥。不過在醫療機構可以拿到抑止發炎症狀的處方藥物或預防二次感染等。

細菌性結膜炎・針眼

細菌感染造成的結膜炎，使用內含磺胺類藥物（抗菌藥）的眼藥水會很有效果。
眼瞼的一部分腫脹疼痛，也就是俗稱「針眼」的情況大多也是細菌造成，可以使用相同藥物。

對乾眼症有效的新眼藥水要請眼科開立處方箋才拿得到

涙液裡頭含有可以幫忙保水，名為黏液素的成分。多虧了黏液素，眼球表面和水分才能親和，涙液得以停留在眼球表面上。

近年被用來治療乾眼症的眼藥水具有增加黏液素的作用，因此具備十分可期的高度療效。由於是需要處方箋的藥物，因此還請掛眼科看診。

新的眼藥水會增加黏液素

●Diquafosol Sodium（DIQUAS®）

●Rebamipide（Mucosta®）

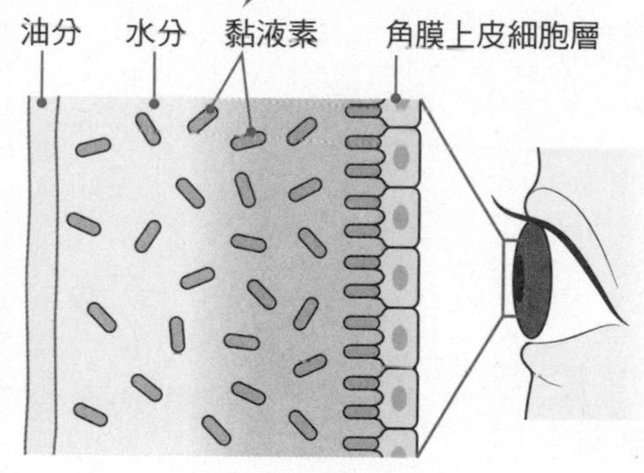

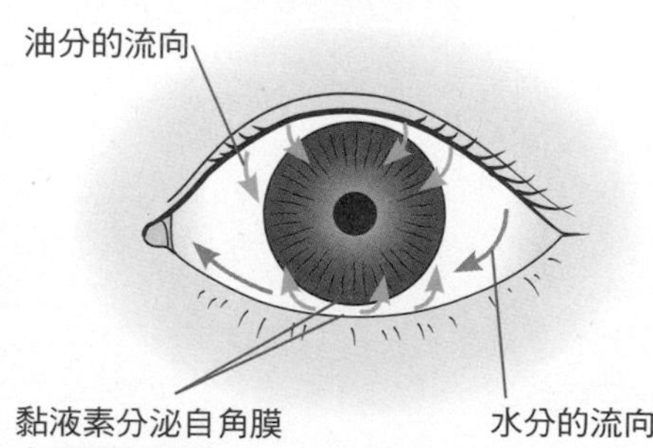

乾眼症

市售商品中有稱為人工涙液，
內含氯化鈉和氯化鉀等近似涙液成分的眼藥水，
還有可以提高保水力的玻尿酸成分眼藥水。
這些都具有增加涙液量的效果，
可以有效改善眼睛乾澀症狀。
只不過使用次數不能超過規定的上限。

不含防腐劑的比較好

眼藥水裡頭的防腐劑，通常都會跟涙液一起排出。可是有乾眼症的時候，涙液流動情況差，就要擔心可能會累積在眼球表面傷到角膜。

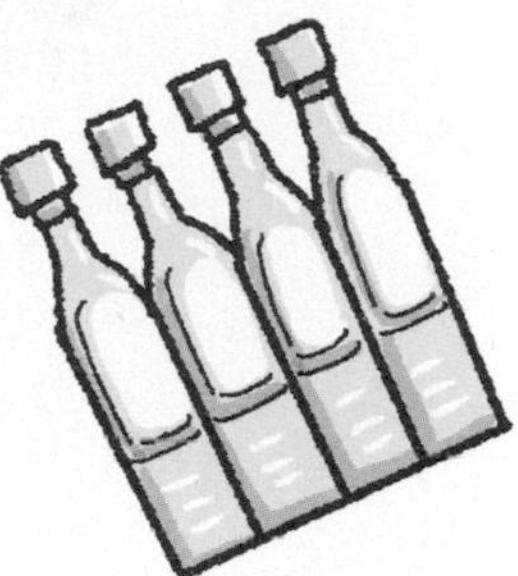

不含防腐劑的眼藥水容易變質。建議選購一次就可用完的類型。

症狀遲遲未見好轉就去眼科看醫生

感覺眼睛不適卻又沒嚴重到要去醫療機構的時候，不妨先點市售眼藥水然後觀察一下狀況。不過市售眼藥水不能長期使用，若持續自我保健一段時間之後症狀仍未減緩，就早點去看眼科吧！

求診之後能使用的處方藥物種類不但多又廣，還可以在眼科內接受全面的眼睛檢查。

維護舒適度的方法①

為了保護眼睛，每天要用心做的事

生活中有些事情只要多用點心，就能稍微減輕過度使用雙眼的負擔。回顧平常的生活，若有必須改善的地方就積極調整吧！

要確實做好防範紫外線的措施

因為眼睛是會聚光的器官，所以非常容易受到紫外線的影響。若一直毫無防備地暴露在紫外線之下，就有可能促發白內障、老年性黃斑部病變等疾病發作或惡化。

到戶外運動時，要戴上帽子或太陽眼鏡，好減少進入眼睛的紫外線量。

全身運動對眼睛也有益

可能有人以為運動跟眼睛本身沒有直接關係，但活動身體的習慣其實也會給眼睛帶來良好影響。

改善文明病可保持血管年輕

糖尿病、高血壓、血脂異常等文明病都是促使血管老化的重大原因。血管退化也會對眼睛造成傷害。特別是視網膜這種血管多的部位，更容易被影響。

請持續運動，努力改善文明病好維持血管的年輕。

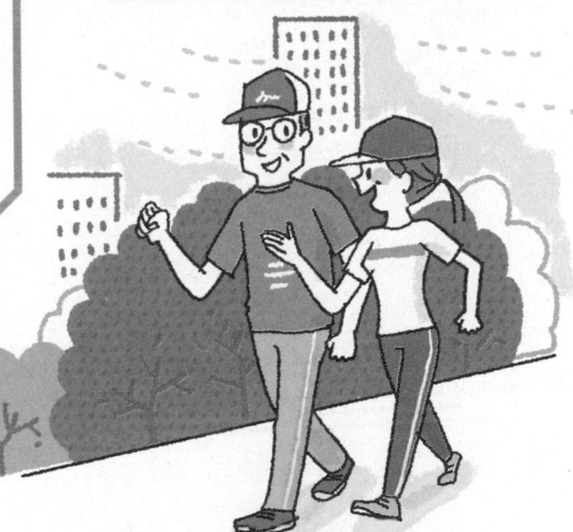

改善血液循環能給予眼睛充足營養

大幅活動身體，就能促進全身血液循環。氧氣和養分會比較容易送達全身上下各處，也能比較快代謝廢棄物。

血液循環不良也是誘發青光眼的主因之一。故而活動身體也是保護眼睛的重要一環。

不要只做手邊的近距離工作也要活動身體

為了保護眼睛，就不能成天只做會經常用到眼睛的手邊事務。眼睛雖然因為獨特的存在感而被特別對待，但其實也是身體的一部分。努力保持全

對眼睛好的房間布置

坐在桌子前面處理的事，很多都要仰賴眼睛。為了不要給眼睛多餘的壓力，還請先注意幾個要點。

照明

不要太亮或太暗，
保持適度照明。
不要讓光線直接照向眼睛，
也不要反射在螢幕上。

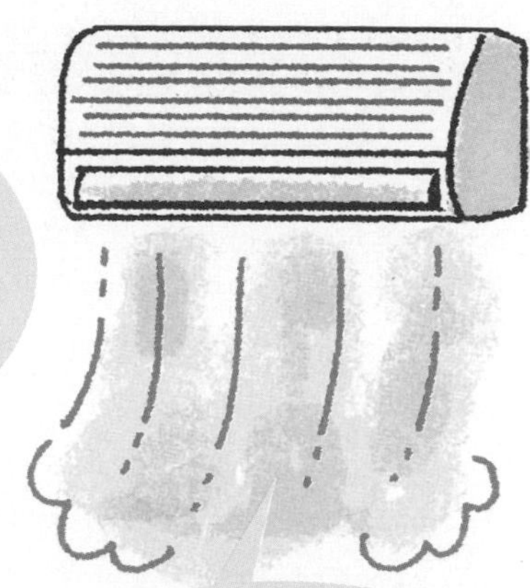

空調的風向

調整空調的風向，
不要直接吹到眼睛。

濕度

房間的濕度太低
會使眼球的水分較快蒸發，
乾眼症就會
變得比較嚴重。

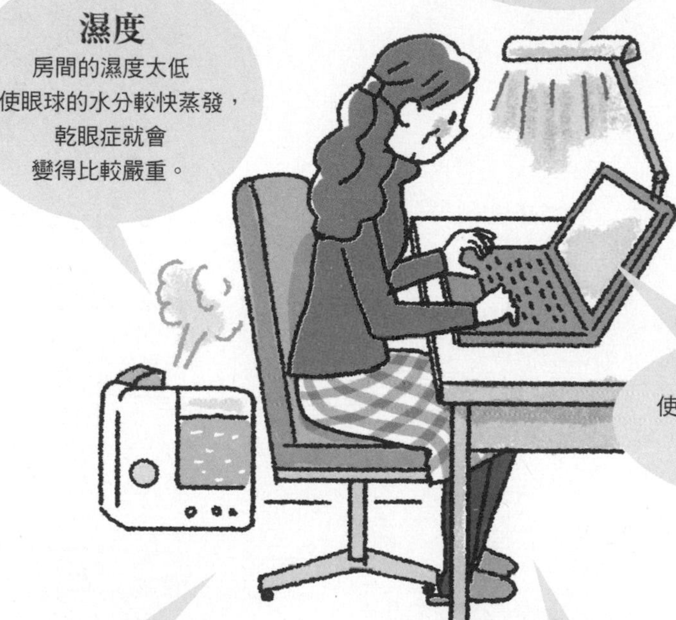

和螢幕的距離

使用電腦時要遠離螢幕約50公分。
使用智慧型手機時
也不能離眼睛太近。

不要持續做同件事情太久

辦公室工作、操作IT機器時，都要頻繁地抬起視線望向遠方（→80頁）。

增加眨眼的次數

淚液成分會在每次眨眼時分泌。若是刻意增加眨眼的次數，就能幫忙緩解乾眼症。活動眼睛周圍的肌肉，還可以讓眼睛不那麼快疲累。

身健康，也是保護眼睛的重要關鍵。

其中最容易感受到實際效果的，就是活動全身的運動。脫離都在看近處的工作，也能舒緩眼睛的疲勞。

維護舒適度的方法②

抗氧化飲食是保持眼睛年輕的關鍵

就像鐵會生鏽，切開的蘋果會變褐色一樣，氧化會使得物品的性質產生變化。包含眼睛在內的體內組織氧化是促進老化的重大因素。

要積極攝取蔬菜和魚貝類

雖說老化是難以避免的變化，但發生變化的速度卻因人而異。造成個中差異的原因之一就是飲食生活。

話雖如此，也用不著為了眼睛而做特別的飲食療法。只要積極攝取蔬菜和魚貝類，裡頭抗氧化作用的成分以及降低血栓形成的DHA、EPA等成分就會自然進入體內。再來注意「適度飲酒」就可以了。

不過若是有糖尿病等疾病，那就另當別論。為了保護視力請接受醫生給予的飲食指導建議，持續維持適當的飲食療法。

積極攝取抗氧化物質

為了延遲老化保持青春，就必須要預防老化。除了要盡可能排除生活中促進氧化的因素外，還要充足攝取含有抗氧化成分的抗氧化物質。

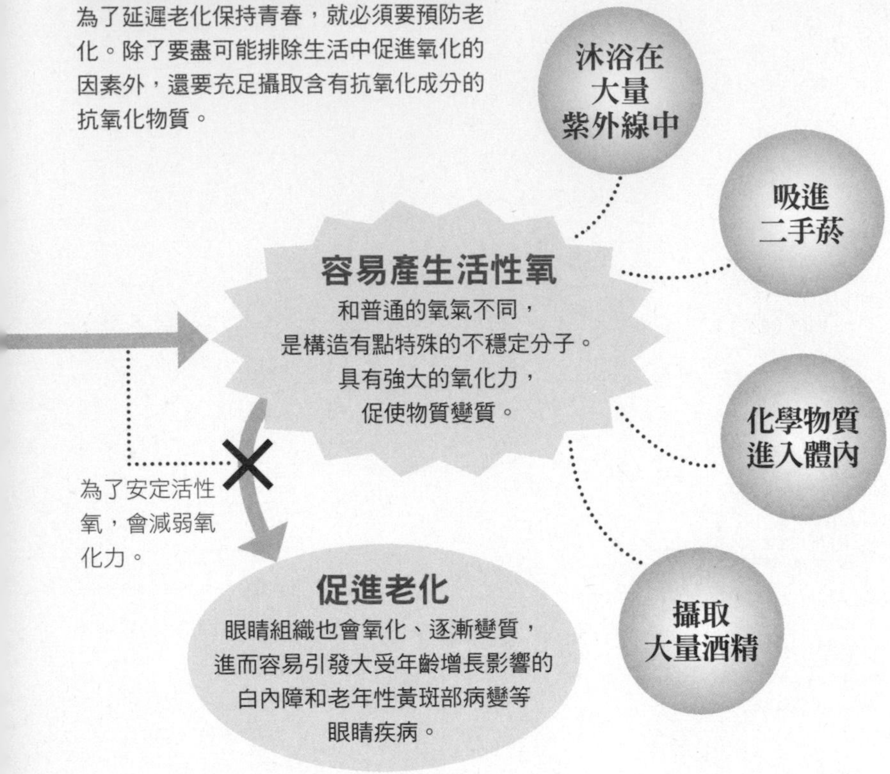

沐浴在大量紫外線中

吸進二手菸

化學物質進入體內

攝取大量酒精

容易產生活性氧

和普通的氧氣不同，
是構造有點特殊的不穩定分子。
具有強大的氧化力，
促使物質變質。

為了安定活性氧，會減弱氧化力。

促進老化

眼睛組織也會氧化、逐漸變質，
進而容易引發大受年齡增長影響的
白內障和老年性黃斑部病變等
眼睛疾病。

也可使用營養補充品

缺乏營養素的時候，使用營養補充品來補足也是一個方法。有報告指出視網膜黃斑部常見的葉黃素，和抗氧化維他命、鋅搭配組合，可以抑制老年性黃斑部病變發展。

不過，禁止攝取過度。請務必遵守每日攝取量。

具抗氧化作用的成分

維他命A、C、E

蔬菜水果富含維他命C，以及會在體內轉換成維他命A的β胡蘿蔔素。魚貝類和堅果則是含有許多維他命E。

類胡蘿蔔素／多酚

構成蔬菜水果鮮艷色彩的色素成分。

類胡蘿蔔素的同伴

黃綠色蔬菜富含的β胡蘿蔔素、葉黃素／紅色蔬果含有的茄紅素／鮭魚和蝦子、螃蟹等海鮮的紅色成分來源蝦紅素等等。

多酚的同伴

紅色或紫色的果實中富含的花青素等。

鋅

是能夠去除活性氧的酵素構成要素。牡蠣、螃蟹、鰻魚、牛肉和豬肝含量豐富。

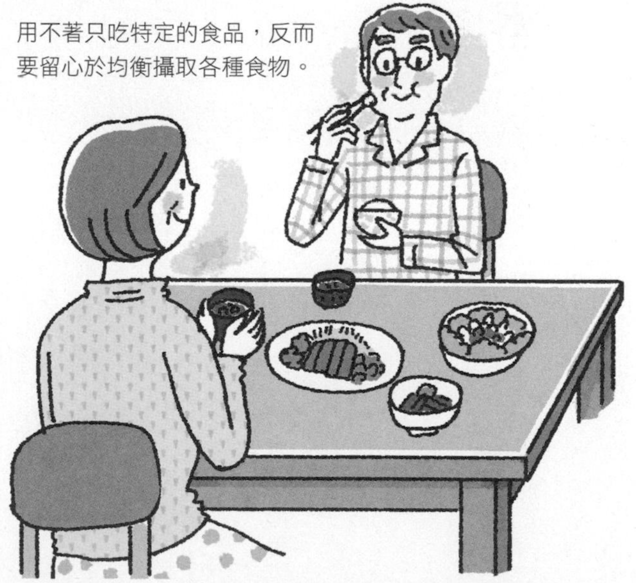

用不著只吃特定的食品，反而要留心於均衡攝取各種食物。

血管的年輕度也端看飲食

暴飲暴食、偏食等，容易形成高血糖或血脂異常。要留心別吃太多，也要增加魚貝類的攝取量，不要只吃肉。

背部是藍色的魚含有許多DHA和EPA，具有降低血液稠度不容易凝固的效果。而DHA也是視網膜和視神經的主要成分。

矯正視力

眼鏡．隱形眼鏡要勤加調整

至今裸視視力好的人，還有長期配戴眼鏡或隱形眼鏡的人，在老花眼開始之後都有必要重新做個區隔。配合當下的眼睛狀態去矯正視力。

感覺有變化就去眼科做檢查

不管是看近還是看遠，只要出現看不清楚的視力變化，大多只要改變眼鏡或隱形眼鏡的度數即可應付。請到眼科驗光，順便檢查這種現象的背後有無眼睛疾病的影響。

老花眼開始了嗎？

只有近物看不清楚的時候，就要懷疑是老花眼。有些近視的人脫掉眼鏡後就看得清楚。

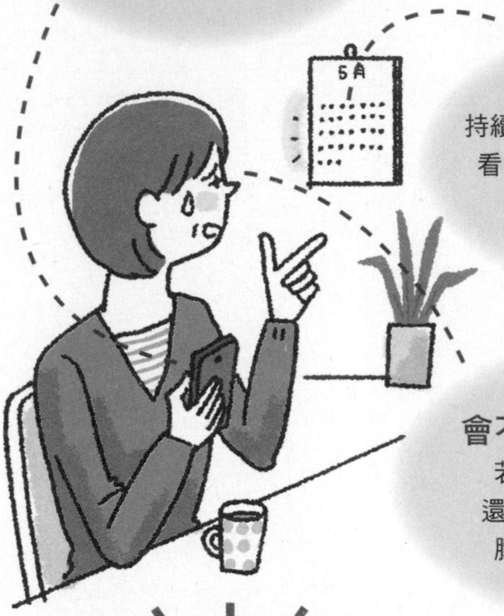

近視更深了？

持續過著長時間盯著近處看的生活後，看向遠處的時候就會越來越難對焦。再加上水晶體的變化，有時近視會變更深。

會不會是眼睛生病了？

若不單只有視野變模糊，還有部分視野變暗、扭曲、朦朧不清，就要注意了。

視力矯正不良是造成眼睛疲勞的重大因素！

到了開始老花眼的年紀有必要勤加調整

當年紀步入對焦調整機能衰退的時期，就要配合眼睛的狀態勤加調整眼鏡或隱形眼鏡的度數。

若是受疾病影響導致視力下降，就必須治療疾病本身，並且獲取最佳的矯正視力，讓當下的視力機能發揮最大效能。

不管是戴眼鏡還是隱形眼鏡，選擇最恰當的輔具就可以大幅減少看東西不清楚所帶來壓力。

若想繼續使用隱形眼鏡

近視的人用之前的鏡片看身邊近處容易變得很吃力。有的人減少鏡片度數就會變得比較輕鬆，但還是要思考更進一步的應對方法。

和眼鏡合併使用

配戴可以輕鬆看清身邊近處的隱形眼鏡，要看遠處的時候再戴上眼鏡。或是配戴可以看清遠處的隱形眼鏡，要看近處時才戴上老花眼鏡。

改變兩隻眼睛的配戴度數

一邊眼睛鏡片對焦於近處，另一邊眼睛鏡片對焦於遠處，然後配合看東西的距離使用對應的眼睛。這叫「單眼融視法」。

使用多焦點隱形眼鏡

分成利用鏡片位置配合視線高低錯位的交替性類型，以及由大腦去認知符合焦點成像的同步性類型。

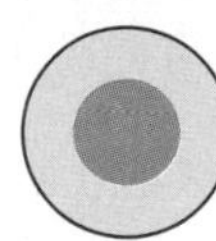

交替性類型

配合視線的位置，靈活運用看近和看遠部分的焦點就能對焦。僅硬式隱形眼鏡。

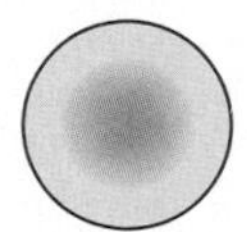

同步性類型

看近看遠都會同時看到焦點合和不合的影像，由大腦去選擇適當的像。所有的軟式隱形眼鏡和部分硬式隱形眼鏡屬於這個類型。

配合中老年人的眼睛進行矯正的方法

根據看東西的距離使用複數鏡片，就能找到適合的對焦鏡片。

若是多焦點鏡片，只要一片就夠，不過不管是隱形眼鏡還是一般眼鏡，要習慣多焦點鏡片都需要一點時間。

靈活運用老花眼鏡

看近物變得困難是老花眼的特徵，因此一般來說都是使用焦點近在身邊的鏡片。如果光是這樣仍有看不清遠處的困擾，就要思考更進一步的應對方法。

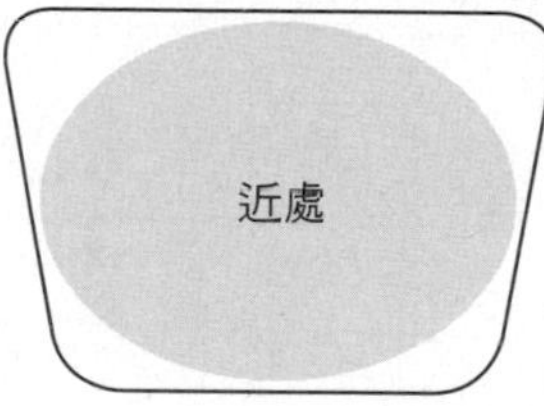

單焦點

只有看身邊近處的時候對焦。看東西鮮明，眼睛不容易疲累。

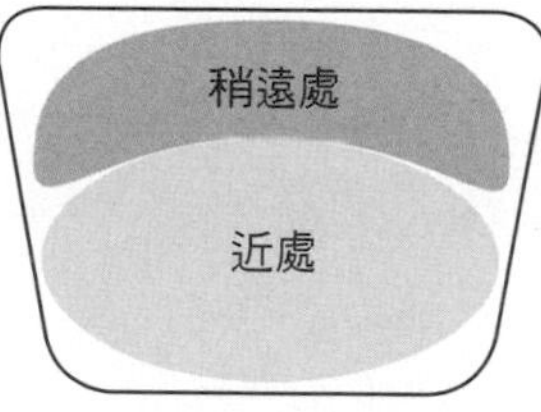

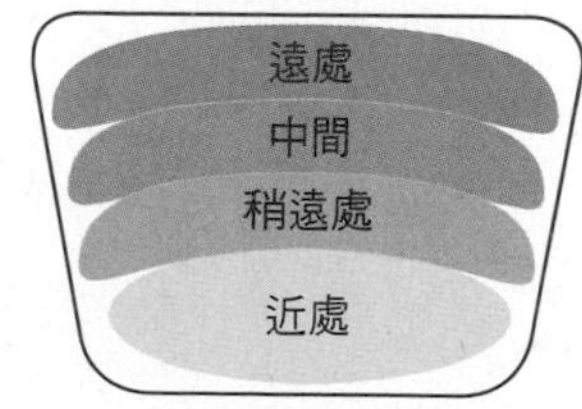

多焦点

分為聚焦在兩個不同距離的雙重焦點鏡片，以及聚焦在複數距離的漸進多焦點鏡片。看近處的時候一般人視線會往下，因此鏡片的下方是近距離用的焦點。

看東西變成一件苦差事的時候

以「低視能照護」來彌補視力

因為眼睛疾病導致的視力變差，即便接受適當治療或使用眼鏡等輔具都不見得可以完全獲得解決。為了彌補視物困難的不便，就需要低視能照護。

看東西困難也分很多種

雖用「看東西有困難」一語帶過，其實看東西吃力的狀況包羅萬象。將具體的煩惱說明白，是思考對策的第一步。

視野異常

視野狹隘的情況若只有一部分，通常不容易發現。但若是視野中心看不清楚，或是看不見的範圍擴大，就會構成看東西困難的重大原因。

周圍部分逐漸缺損

青光眼、視網膜剝離等。看得見的範圍變窄，不過在變得非常窄之前還是很容易保住視力。

從中央開始缺損

是以老年性黃斑部病變為首的黃斑部疾病。會比較早感覺到視力下降。

視力下降

可能會伴隨視野異常，或視野沒有異常但整個看起來朦朧不清的狀況。

刺眼眩光

有白內障的人特別明顯，不過其他疾病也會發生這種症狀。

其他還有……

- ●看東西扭曲歪斜。
- ●一變暗視物困難的狀況就變嚴重。
- ●視野模糊等。

努力活用剩下的視覺機能

所謂低視能指得是雖然並非完全看不見，但是靠眼鏡等輔具矯正還是看不清楚，使得生活出現障礙的狀態。

眼睛患病的人有時會因為太慢治療而導致視力難以恢復，或是進行適當治療卻無法阻止病情加重。日本眼科醫學會推測，光是日本國內就有約一百四十五萬人口屬於低視能。

不過即便是低視能，充分活用殘存的視覺機能也能提高生活舒適度。請不要放棄好好努力吧！

包含醫療在內的綜合服務照護

為了讓低視能的人生活方便而做的一切規劃，就是低視能照護。也有很多是患者本身就可以辦到的事。

（依據中澤滿編《眼睛與健康系列No.32》繪製）

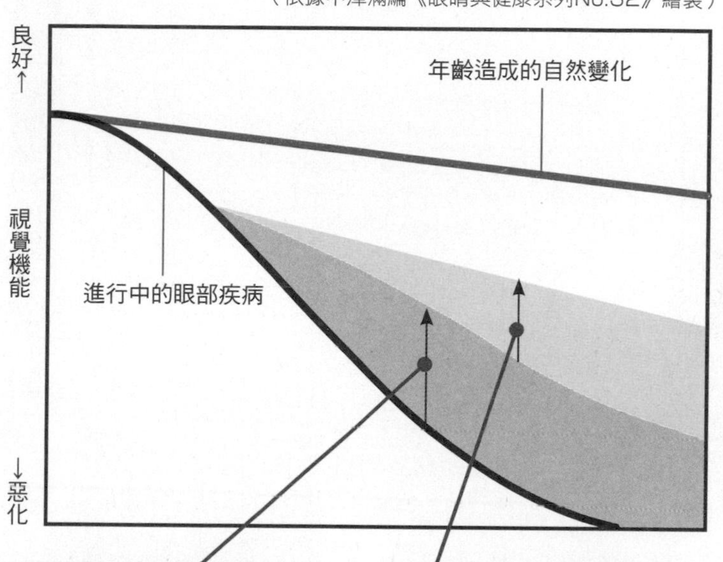

醫療負責範圍
藥物療法、雷射治療、手術等能在醫療機構接受的治療。

低視能照護
活用輔具、整頓環境、利用福利制度等。

要怎樣才算是低視能?

根據WHO的定義是矯正視力0.05以上、未達0.3。不過若以美國的基準等為參考，矯正視力良好的眼睛未達0.5就叫低視能，0.1以下則是稱為社會性失明。

領取身心障礙手冊的條件又另有其他（→19頁）。

▼尋求低視能照護的方式

首先商量討論
在接受治療的醫療機構或低視能照顧設施（→95頁）具體表達自己的困擾並和醫生商量討論。

盡可能地矯正視力
藉由調整眼鏡等方式以期擁有最佳視力。

具體策略
根據煩惱的內容，逐一做出具體應對。

活用工具①

視力不良‧視野失能等困擾就用工具來彌補

不同煩惱所能輔助使用的「便利工具」都不盡相同。
先確認視力困難的具體狀況，再善用恰當的輔助工具。或許可以減少日常生活的不方便。

配合用途 來活用「透鏡」

藉由玻璃的凹凸效果，可以拿來作為折射光線的透鏡。對透鏡進行特殊加工後，甚至可以減輕眩光的現象。

把小的東西放大 放大鏡（凸透鏡）

使用凸透鏡放大物體的放大鏡有著各式各樣的形狀和倍率。

畫面越大，看到的範圍就越窄。此外，倍率高的放大鏡焦距較短，所以要貼近物體來看。請選擇自己看起來最方便的吧！

▼彌補視力不足的各種放大鏡

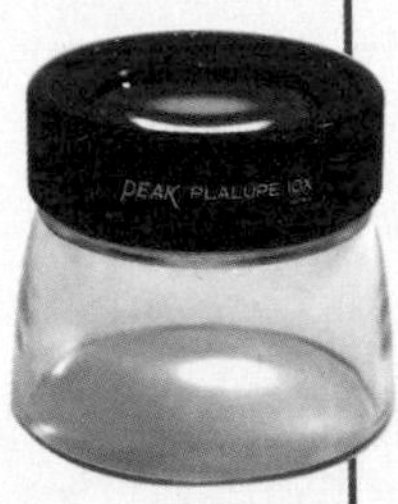

→放在桌上使用的桌上型

↓拿在手上使用的一般型

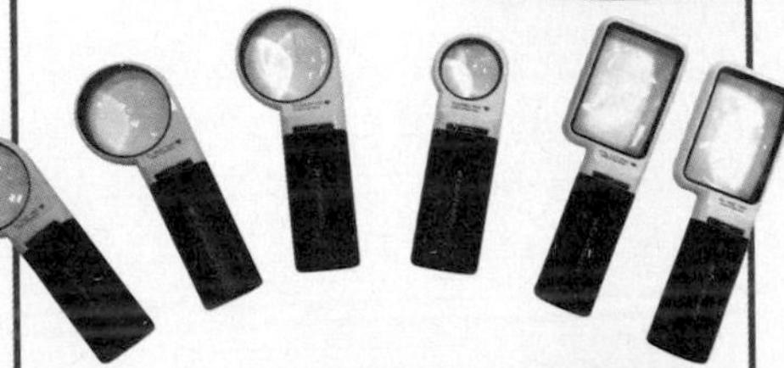

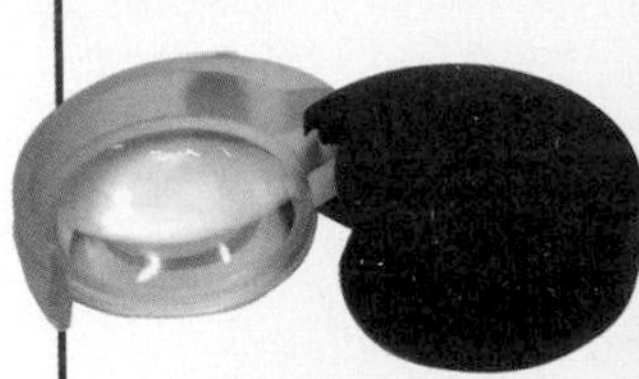

↑方便帶著走的攜帶型

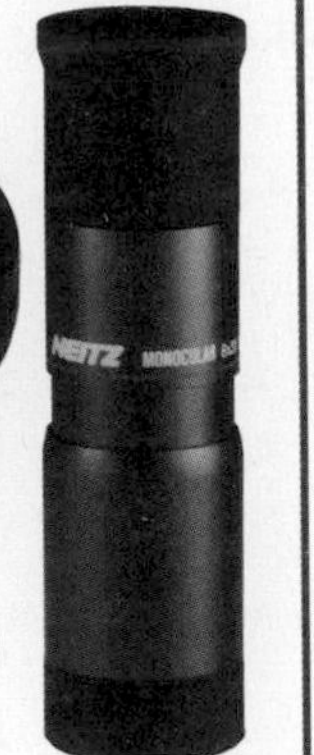

→看遠處物品的單筒眼鏡

能夠檢視全體 縮小鏡

因為視野狹隘而感到不方便的時候，不妨使用凹透鏡。可以讓看到的範圍變大。雖然看的東西會變小，但是想要掌握整體樣子的時候就很方便。

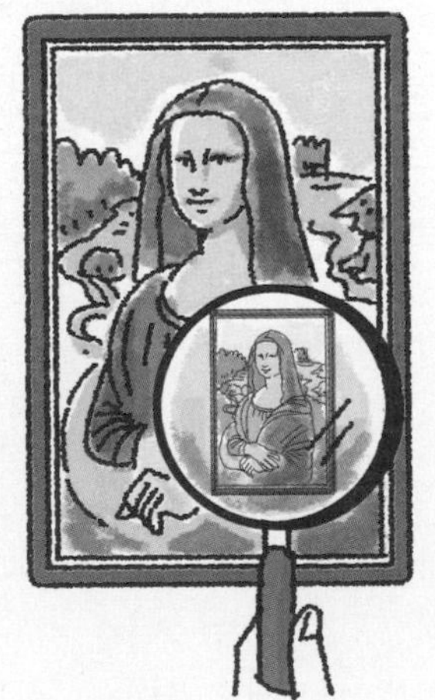

畫面變小就容易掌握整體。

斷絕刺目眩光
遮光眼鏡

　肉眼可見的光線裡頭有著各式各樣的波長。其中能夠擋下當中波長短又容易在眼中散射的藍光，以及波長更短的紫外線的眼鏡，就是遮光眼鏡。既可以保持視覺的明亮度，又能抑制炫目的狀態。

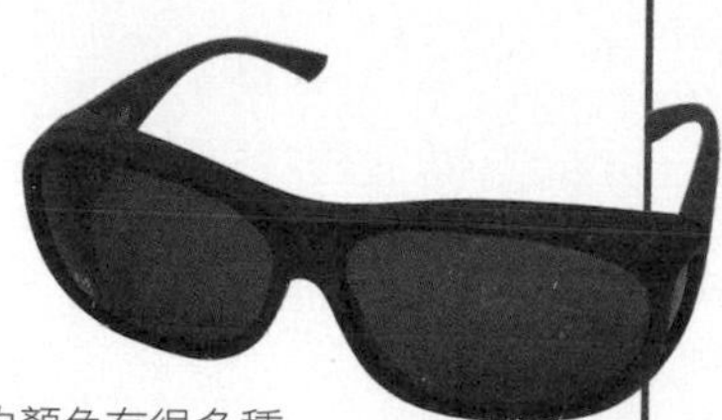

鏡片的顏色有很多種，
連眼鏡店都有在賣。

跟太陽眼鏡之間的區別

太陽眼鏡是將所有波長的光全都削減，因此有時會變得太暗，或是在亮處容易有眩光現象。假如是抗UV的鏡片就能阻絕紫外線。

配合用途來選擇

遮光鏡片有各種類型，由於有些會讓人無法正確辨別紅綠燈的顏色，所以無法在騎車開車時使用。購買前一定要實際戴上，確認看看是否合用。

更加方便的
閱讀助視器／電子放大鏡

　將相機擷取到的影像映照在畫面上。除了可以將文字放大到填滿整個畫面外，還能將背景和文字的顏色改成方便閱讀的配色。

　市面上售有各種尺寸和機種。

→可以在寬敞螢幕上
閱讀的桌上型

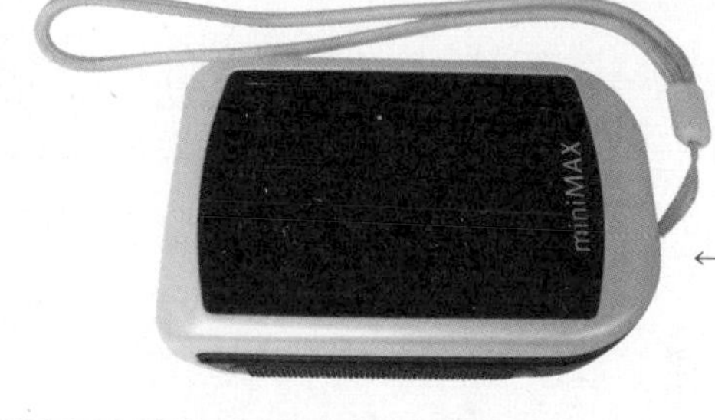

←方便帶著走的
攜帶型

使用透鏡
讓生活滿意度上升

　低視能容易引發的其中一個問題，就是很難閱讀文字。不過，多數情況下只要放大文字還是可以閱讀，因此還請多方嘗試看看。

　如果是視野狹隘或視野中心有暗點妨礙看東西，可以接受專家的指導和訓練，學習眼睛的轉動法和使用法。請跟主治醫生詳談，討論可以利用的福利制度和低視能照護設施（↑95頁）。

產品照片（92、93、96頁）是取自於社會福祉法人日本點字圖書館官網內的「わくわく用具ショップ」（http://yougu.nittento.or.jp/）（2016年3月）

活用工具②

強大的夥伴！靈活運用平板電腦吧

對於看東西有困難的人來說，平板電腦是非常方便的東西。也有適合視覺障礙者使用的方便工具。請盡量善用任何可以派上用場的東西吧！

不要畏懼，勇敢挑戰吧

平板電腦的螢幕比智慧型手機還要大，就算沒用過電腦的人也能輕易操作。請不要害怕困難，先接觸使用看看吧！

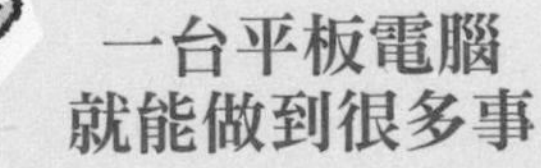

因為可以連上網路，所以平板電腦可以用來看新聞、聽廣播、視訊通話、購買電子書閱讀等等。而且還有文字轉語音的朗讀功能APP。

可自由放大和縮小

因為是觸控式螢幕，所以能用手指自由變化字體的大小。可以將文字調整到容易閱讀的大小。

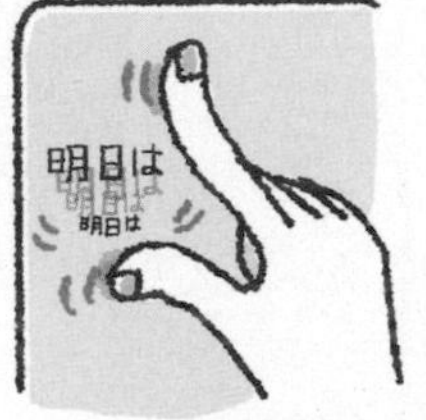

利用黑白反轉讓閱讀變得更省力

有些低視能的人會認為黑底白字比白底黑字更方便閱讀。有些品牌的平板電腦可以簡單設定黑白反轉，有些則是不行。購買時請先做好確認。

ㄅㄆㄇ
ㄈㄉㄊ

ㄅㄆㄇ
ㄈㄉㄊ

費率非常多元

在住處裝設網路線，而且只在家裡使用網路，就只需要花費租用數據機的錢。

若沒有牽網路線，想帶著平板外出使用的人，可以跟電信業者簽約，支付月租費即可。費率會因公司而有所不同，請先洽詢。

也有致力於低視能照護的設施

近年來積極納入低視能照護的醫療機構已有所增加了。可以試著採取前往低視能門診，或是去預約制的醫療體系進行諮詢等各種方法。

目前現有的醫療機構裡，有些還無法充分支援低視能的病人，有困擾時還請多方諮詢看看。

▼照護內容

- 視覺機能的正確判定
- 日常生活的用心協助
- 資訊電子機器的介紹・使用方法和練習
- 步行・移動的訓練
- 福利制度的介紹
- 輔助器材（遮光眼鏡等）的添購核准訓練

諸如此類

▼低視能照護設施

＊臺灣低視能防盲學會
＊愛盲低視能服務處
＊臺北市立聯合醫院和平婦幼院區低視能照護中心

也要檢討輔助器具的活用度

取得身心障礙手冊的人，可以領取補助購買或租借日常輔助器具。沒有手冊的人，就不是補助和租借的對象，不過還是可以自行購買市面上的產品。覺得用起來會方便的東西，就買來用用看吧！

語音時鐘・溫度計・體重計
具備以語音讀出數字的機能。

閱讀助視器
（→93頁）

附語音的電磁爐
具有帶領操作的語音功能，按鍵也會發光。

閱讀文章的裝置
能夠讀取文章再朗讀出來。

消除不方便保持生活品質

數位機器一般給人的印象是對眼睛不好，不過要是選擇適當的機種並靈活運用，就不會給眼睛造成太大的負擔，還可以消除看東西吃力所造成的不方便。

還請將其作為保持生活品質的手段，積極加以運用。

避開危險

為了在室內外都安全度過

看東西困難有時候會威脅到自身安全。往往也因為這樣而足不出戶，進而影響心情。請整頓出一個可以安全行動的環境吧！

在室內也要小心注意

低視能的人，大多會在住得慣的家中生活，但還是要注意跌倒的意外。特別是老年人，不論有無視覺障礙，在家裡受傷的案子都是層出不窮。

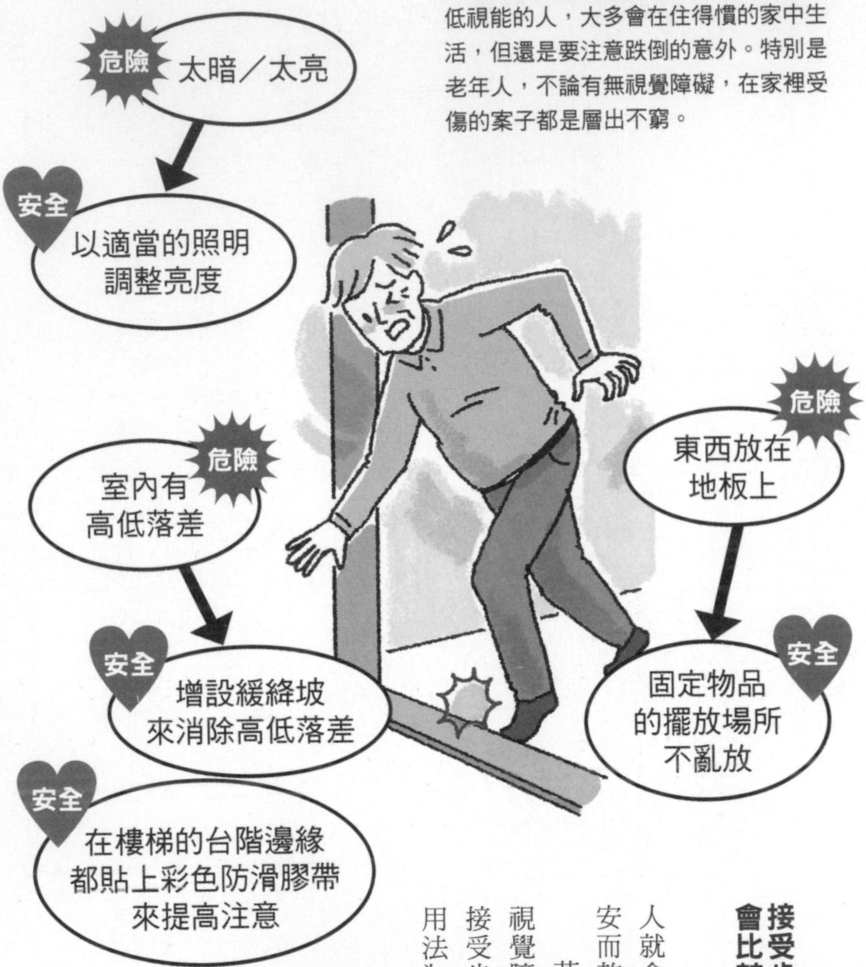

危險 太暗／太亮
安全 以適當的照明調整亮度

危險 室內有高低落差
安全 增設緩降坡來消除高低落差

安全 在樓梯的台階邊緣都貼上彩色防滑膠帶來提高注意

危險 東西放在地板上
安全 固定物品的擺放場所不亂放

接受步行訓練會比較好

一旦變成低視能，很多人就會因為看不清楚感到不安而乾脆不出門。

若真的很害怕，不妨去視覺障礙者康復中心等設施接受步行訓練。以白手杖的用法為主，接受一個人也能安全外出的訓練等項目。

雖然訓練對象以擁有身心障礙者手冊的人為主，但沒有取得手冊的人也能進行諮詢。

減輕外出時的不安

低視能的人可以分辨人行步道和車道以及大的東西，可是卻不容易察覺腳邊的障礙物或高低落差。請盡可能做足工夫再出門，以期安全地在戶外移動。

用遮光眼鏡來消除眩光

由於眩光狀況獲得和緩，視野也不會變暗，所以更容易確認周遭的安全。

提供適當的協助

走在不習慣的地方時，有個同行的人陪在身邊就能放心。陪伴的人要走在當事人的斜前方一步，並讓當事人扶著自己的手肘或肩膀。

有些機構有提供適合視覺障礙者的嚮導同行服務（同行支援）。

事先確認路線

事先思考如何用最安全的方式前往目的地，然後才付諸實行。

帶著攜帶型手電筒出門

黑暗會使視力變得更差，很可能會絆到東西而跌倒。晚上出門時請用攜帶型手電筒照著腳邊再走路。

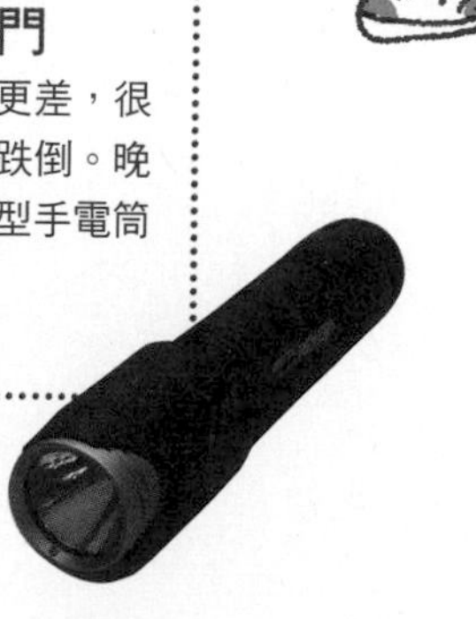

使用白手杖或是普通手杖

手杖可以幫忙確認腳邊的路面凹凸或高低落差。若是取得身心障礙手冊的視覺障礙者，白手杖得以公費名義請領。持有白手杖能讓周圍的人知道自己是「視覺障礙者」，也就比較容易獲得協助。

COLUMN

視覺障礙者也能利用的制度

▼調查看看能否利用

取得身心障礙手冊

提出申請並附加診斷書，
繳交給市/區/鎮/鄉公所。
障礙的程度標準請參照19頁。

領取身心障礙年金

和取得手冊的標準不同，
請洽詢各區勞保局。

若有難以恢復的視力問題不妨申請手冊

有視覺障礙的人包含低視能在內，不妨考慮根據障礙程度分級取得身心障礙手冊。能夠利用的服務內容會依照障礙等級有所不同，有些會發放或出借遮光眼鏡、白手杖等輔助器具與日常生活用品，有些則是可以減免醫療費或稅金。

有加入國民年金或勞保的人，會根據視覺障礙的程度等條件發放身心障礙年金、身心障礙基本保證年金、失能生活津貼等。

能夠利用的制度就請積極利用，讓即便看東西有困難的自己也能過著充實的生活。

國家圖書館出版品預行編目資料

一看就懂全圖解！護眼保健&眼疾預防完全手冊：日常護眼自我檢視&診療建議,保護靈魂之窗不能等！ / 大鹿哲郎監修；植木美江, 千田和幸插畫；黃盈琪翻譯.
-- 初版. -- 新北市：養沛文化館出版：雅書堂文化事業有限公司發行, 2021.06
面； 公分. -- (養身健康觀；134)
譯自：目の病気がよくわかる本：緑内障・白内障・加齢黄斑変性と網膜の病気
ISBN 978-986-5665-88-3(平裝)

1. 眼科 2.眼部疾病 3.視力保健

416.7　　110008267

■監修者簡介

大鹿哲郎（Oshika Tetsuro）

1985年畢業於東京大學醫學系，接著進入該所大學的眼科學研究所。曾任職於東京厚生年金病院眼科、東京大學醫學系助教及副教授，2002年在筑波大學擔任眼科教授。截至目前為止，治療過白內障、角膜病變、視網膜玻璃體等所有眼科疾病。特別是在白內障手術方面被譽為名醫，並且編纂超過五十本以上的專業書籍，致力於普及正確知識。除了擔任以一般大眾為讀者的《別冊NHK今日的健康　想要詳細認識的眼睛疾病》（NHK出版）的總監修外，亦經常受邀作為電視節目的來賓。

SMART LIVING養身健康觀 134

一看就懂全圖解！
護眼保健&眼疾預防完全手冊
日常護眼自我檢視&診療建議，保護靈魂之窗不能等！

監　　修／大鹿哲郎
插　　畫／植木美江・千田和幸
翻　　譯／黃盈琪
發 行 人／詹慶和
特約編輯／黃美玉
執行編輯／蔡毓玲
編　　輯／劉蕙寧・黃璟安・陳姿伶
執行美術／韓欣恬
美術編輯／陳麗娜・周盈汝
出 版 者／養沛文化館
發 行 者／雅書堂文化事業有限公司
郵政劃撥帳號／18225950
戶　　名／雅書堂文化事業有限公司
地　　址／新北市板橋區板新路206號3樓
電子信箱／elegant.books@msa.hinet.net
網　　址／www.elegantbooks.com.tw
電　　話／(02) 8952-4078
傳　　真／(02) 8952-4084

2021年6月初版一刷　定價350元

《ME NO BYOUKI GA WAKARU HON
RYOKUNAISHOU・HAKUNAISHOU・KAREI OUHANHENSEI TO MOUMAKU NO BYOUKI》
© Tetsuro Oshika 2016
All rights reserved.
Original Japanese edition published by KODANSHA LTD.
Complex Chinese publishing rihgts arranged with KODANSHA LTD. through Keio Cultural Enterprise Co., Ltd.
本書由日本講談社授權雅書堂文化事業有限公司發行繁體字中文版，版權所有，未經日本講談社書面同意，不得以任何方式作全面或局部翻印、仿製或轉載。

■參考資料

日本眼科學會「青光眼診療指導方針 第3版」
日本眼科學會「老年性黃斑部病變的治療指南」
日本眼科學會官方網站
山本修一・大鹿哲郎編輯「講義錄 眼・視覺學」（メジカルビュー社）
大鹿哲郎總監修「別冊NHK今日的健康　想要詳細認識的眼睛疾病」（NHK出版）
井上賢治監修「最新版 想要徹底治療的眼睛疾病」（学研）
堀 貞夫監修「眼睛與健康系列」（株式会社三和化学研究所）

■日文版Staff

●編輯協力　オフィス201 柳井亜紀
●內文設計　勝木デザイン
●內文插圖　植木美江・千田和幸

經銷／易可數位行銷股份有限公司
地址／新北市新店區寶橋路235巷6弄3號5樓
電話／（02）8911-0825　傳真／（02）8911-0801

版權所有 ・ 翻印必究
（未經同意，不得將本書之全部或部分內容以任何形式使用刊載）
本書如有缺頁、破損、裝訂錯誤，請寄回本公司更換

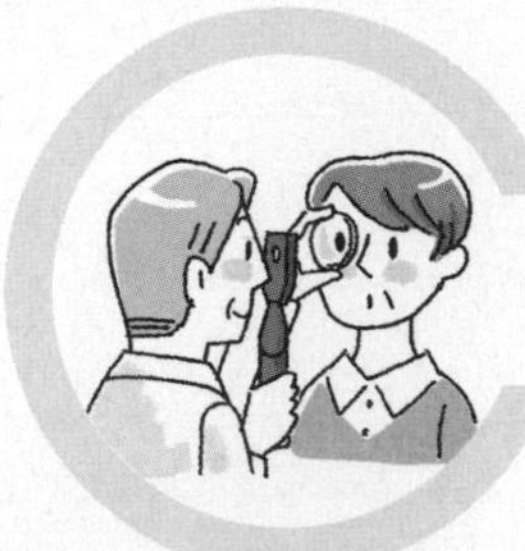

保護靈魂之窗不能等！